果壳阅读
guokr.com果壳网支持

第六日译丛

怀孕中150件需要科学对待的小事

[英]琳达·格迪斯 著

圆儿 译

CTS K 湖南科学技术出版社

前　言

第一次怀孕的时候，我对那个在我肚子里的小家伙充满了好奇和疑问。我依然记得 12 周 B 超检查以后自己对那个小虾米般的宝贝（那时我觉得她已经展现出无比的智慧了）简直到了痴迷的程度。她能辨别出我是在坐飞机，还是在游泳，抑或是在睡觉吗？她能品尝出我在印度餐馆吃的咖喱鸡吗？她能知道现在是晚上吗？或者能记得我在游乐场坐过山车之后的眩晕吗？

与此同时，我被各种相互矛盾且与常识相悖的孕期建议包围着：能吃什么，喝什么，锻炼什么……在网上准妈妈论坛上转一圈，我发现其他的妈妈们也有着同样的问题，往往是道听途说来一些无法让人满意的答案。

作为一名科学作家，我以满足好奇心，揭露隐藏在谣言、惊人的报纸头条和官方指导背后的真相为己任。这就是写作本书的初衷。它源于我第一次孕晚期时为《新科学》杂志撰写的 14 条博客，它们在之后的两年半内逐渐发展成这本关于怀孕、生育和新生儿的科普读物。

在怀孕期间，我和我的"孕友"发现始料未及的新问题层出不穷，而且当预产期逐渐临近的时候，我们的顾虑和担心也逐渐转化到生产本身，问题更是逐渐增多。

这还没完。当我们的女儿玛蒂尔达出生以后，一个全新的世界摆在我面前。在无数个不眠之夜之后，我开始好奇，婴儿们是否知道白天和黑夜的区别？婴儿们早期显现的性格是否会陪伴他们一生？当女儿尿布鼓胀的时候，我在想婴儿大便里的菌群是如何活动的。当女儿开始走动起来，开始发育语言能力的时候，我很想知道何时她的长时记忆会萌芽，何时她的同情心开始滋长。

其实，人类已经了解了大多数答案，只是它们被埋在厚厚的科学期刊中，或者隐藏在学术圈里。只要深挖就能找到答案。

当我刚刚开始动笔写这本书的时候，我又一次怀孕了。这次和上一次完全不同。我发现，研究的越多，自己第一次怀孕时所听说的种种就越不靠谱；有的更是完全错误的信息：比如说如果我要求无痛分娩的话，我更有可能需要剖宫。

我甚至有些愤怒了。每一周，孕妈妈都会遇到值得担心的新状况。准妈妈不能吃得太多，否则会增加婴儿肥胖或者糖尿病的概率。我们更不能节食，因为也会产生类似的结果。我们也不敢锻炼，生怕流产，光想想就能让我血压升高。同时，我们不能压力过大，这对婴儿也不好。即使我们压力过大了，也不能喝酒，或者泡温泉，甚至仰卧放松都不行！

新生儿诞生以后事情也好不到哪儿去。我们几乎从来没和新生儿单独相处过，更别提负责照顾她。有些凭借本能或者育儿书上的知识勉强能完成，但即使这样，我们耳边依然充斥着对于宝宝吃喝拉撒的各种矛盾的建议。大部分育儿书是有经验的人士写的，但有没有人横向比较过各种建议呢？这些建议是否会对于一些孩子有益，而对另一些孩子有害呢？我想要找到答案。

这本书是我的一次尝试，一次试图突破所有对于怀孕和育儿矛盾意见的尝试。我不是一个医生，所以我并不是想写一本医学建议——不过也许你会发现我在延伸阅读里引用的研究在你以后看医生时会有用。我想做的是，从林林总总的科学研究和与医生的交流中挖掘出有用的知识和经验。

首先，你要明白，大部分新闻里讲的研究都是初期的，一部分还是在动物身上进行的。尽管记者有义务写得通俗易懂，但有时候这反而让大众把他们写的东西过于当真。我丈夫也是一名科学记者，有一次为了他的一篇稿子做精子测量。他被告知不该把笔记本电脑放在大腿上，因为电脑产生的热量会影响他的精子质量。当他问及这个建议的来源时发现，原来是《每日电讯报》引用了他自己的文章。这只是一项很初期的研究，发表在一个小型科学会议上。尽管他在原文中已经非常注意措辞了，但原意依然被扭曲了。

有的时候，建议是给大众群体的，而不是给个人的。比如国际卫生组织发表建议的时候是给全世界所有妇女的，无论她们的经济状况如何。建议她们喂母乳两年，这样能大幅度提高发展中国家婴儿的抗病能力。但这也让西方发达国家的那些由于工作或各种原因不能喂母乳两年的妇女忧虑。这些建议一般是给大众参考的，不会考虑特殊需求。

最后要指出很重要的一点是，科学对很多问题都还没有确切的答案——尽管科学家已经做了大量的研究。举个例子来说，孕期喝多少酒才安全的问题。我们知道，饮酒超过了一定的界限肯定是对孕妇有害的，但是这个界限就变得有些模糊了，研究结果往往是复杂的、不确定的。还有些情况，从理论上讲可能有害，但现实的证据很少而不能明确地得到证明。

当面对这些不确定性的时候，大多数医生和健康组织都会倾向于谨慎的态度，从而列出来长长的孕妇禁食单。你不能因为这个而批判他们，他们不想给出错误的建议而导致悲剧发生。所以我也强烈地赞同，每个人都应该尽可能地知道更多的事实，然后权衡利弊，自己做出决定。

但怎样才能从如下这样的新闻大标题中得到对自己有用的信息呢——"初育妇女在家里生产会导致婴儿死亡率提高三倍"？

首先要看研究的样本数目。如果少于100个样本，我认为最好把这样的结果当作暂时性的。如果有成百上千的事例，那么结果或许令人信服，不过也要取决于测量的方式。如果是婴儿死亡率这样的小概率事件的话，最好有成千上万的样本才能增加其可信度。

不幸的是，当我写这本书的时候，我发现大部分研究的规模只是十几个到几百个样本的规模。如果只有这样的研究证据的话，我会仔细向读者说明。有的时候，很多小研究产生出相互矛盾的结论，这种情况下，我一般倾向于相信综述，因为综述汇集了大量的研究结果，相对客观。Cochrane 协作网是一个国家级的研究者网络组织，他们专心于怀孕和育儿方面的研究综述，非常权威。

最后，介绍一下风险和统计。报纸上经常引用研究者的话：做某样事情会提高百分之几的风险。他们一般是指相对风险，和我们真正在乎的绝对风险有很大差别。比如说，你也许听说过，在生产的时候需要借助外界器具帮助的可能性，要求无痛分娩的妇女比没有要求的多 42%。但其实，借助外界器具帮助的总概率并不高（大约 12%），所以我们实际上说的 42% 的提高是基于 12% 的，也就是提高了 5 个绝对百分点。换句话说，每 20 个妇女要求无痛分娩的时候，只有一个需要外界器具帮助。

评估风险的时候，值得问自己几个问题。第一，最坏的可能性是什么？第二，提高的风险能有多少？最后，如果去做的话，收益又如何？

我写这本书是为了向父母们陈述科学研究的结果，尽量避免提出矛盾的建议。最后的决定还是要由各位家长自己定夺：能承担多大的风险，什么是对自己的情况最适合的。生儿育女可能是人世间最快乐的事情，但却不是一件简单的事情。我们不能给自己留下不必要的内疚、焦虑和怀疑。

这也是一场探奇之旅。我现在依然觉得一个卵子和一个精子相遇并触发连锁反应而产生一个独一无二、可爱至极的小家伙是多么不可思议的一件事。写这本书让我发现自己的孩子有那么多惊人的地方，我不得不重新审视她。

目　录

Part 1：孕

1

Part 2：分娩

拉开序幕

妈妈加油

Part 3：宝宝

新生儿速写

怀孕中 150 件需要科学对待的小事·第六日译丛

饮食

 孕身

 锻炼

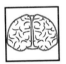 孕脑

 宝宝

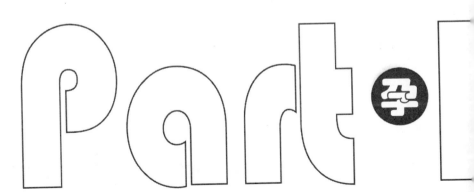

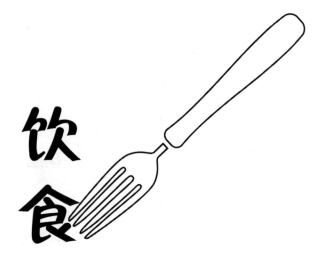

饮
食

1. 为什么孕妈妈喜欢不健康食品?

安吉丽娜·朱莉在怀孕的时候特别喜欢吃巧克力配桂皮和辣椒, 凯特·布兰切特则对酸黄瓜和冰激凌情有独钟, 布兰妮·斯皮尔斯竟然说想吃土! 一项在怀孕网站 www.babycenter.com 上的研究显示, 85% 的美国孕妈妈有过特别想吃某种东西的经历。其中 40% 想吃甜食, 33% 则渴望咸食, 辣食 17% 排第三, 10% 想吃水果。

令人咋舌的是很少有科学研究是针对孕期的食物癖好的。少数的实验发现, 孕妈妈持续对咸食感兴趣会导致她们对咸味的敏感度逐渐降低, 与此同时却会增加对苦味的敏感度。

对咸味的渴望可能是由于当孕妈妈的血量增加时, 她们的身体需要更多的盐分来维持体液平衡。对苦的抗拒很难解释, 有的人提出这种抗拒可以让孕妇远离那些苦味的有毒植物 (见后文 "3. 孕吐是怎么回事?")。

那么为什么孕妈妈想吃甜食呢? 经期味觉倾向性的实验可能会提供一些线索。女人往往在月经周期的后半段时受黄体酮的影响, 想吃高糖高脂的食物。而在月经周期的前半段, 她们则因为雌激素升高而对甜食更加敏感。

尽管两种荷尔蒙在怀孕期间都会升高, 但黄体酮还是比雌激素略高一些, 这就解释了我们为什么对甜的、高热量的巧克力或蛋糕情有独钟了 (两样一起吃更好)。

很多人认为自己想吃的就是身体所需要的。尽管没人在孕妇身上做过实验, 但种种迹象显示这很可能是正确的。伦敦罗汉普顿大学的雷·

吉布森教授和他的合作伙伴在一项实验里给参与实验的志愿者喂喝了两种汤，一种高蛋白，一种低蛋白。几天过后，他们要求志愿者将汤作为午饭。午饭之前，这些志愿者要么被饿了一阵，要么喝了高蛋白饮品。实验发现，那些被饿了一阵的人倾向于高蛋白的汤，并且还喝了不少。换句话说，如果你缺少蛋白质的话，你会下意识地选择富含蛋白质的食物。"看来我们能很快就认出所需的如蛋白质之类的营养食品。"雷·吉布森说。

与此类似，对甜食和高脂肪的渴求反映出身体对高能量的一种需求，雷·吉布森也说，这也蕴含着一种精神需求，因为我们在吃这些东西的时候往往带来一种满足感。所以如果你特别想吃冰激凌的话，那么想想看当天吃了多少东西，再去判断你的宝宝是否真的需要巧克力曲奇饼。

2. 孕妈妈真的吃煤么？

"你吃煤了么？"这是我父亲在得知我怀孕后问的第一个问题（他确实有点怪）。不过说来也怪，很多孕妇会向往矿物、金属或者土壤的味道，这种现象被称为"异食癖"。有人说这是缺铁的表现——尽管你能从一大口煤里得到多少铁还不得而知。

一项对 2231 名英国妇女的调查显示，31% 的人曾在孕期有过不同寻常的异食癖。想吃的东西包括冰、煤、牙膏、海绵、泥、粉笔、洗衣液、火柴，还有橡胶。我的一个邻居透露，她在孕期时甚至想吃烟灰。

这些现象往往有自己的名字。嗜冰——美国妇女的酷爱，18%的佐治亚州妇女都有过，每天吃的冰块从几块到几千克不等。

嗜土，在坦桑尼亚等非洲国家很流行，60%的妇女都热衷于此。黏土往往更受欢迎，有的时候也吃陶器。

科学家对异食癖有着各种解释，包括文化倾向，压力释放（类似啃指头），或者饥饿。有的妇女在被采访的时候坦言，异食癖可以帮助她们缓解胃灼热和恶心。一般来说，她们会选择偏碱性的物品来中和胃酸。大多数孕妇对自己为何有异食癖毫无头绪。

更常见的科学解释是，这些妇女缺少某种元素，比如铁、锌或者钙。尽管有许多报告说缺铁的妇女会更想吃土，但研究发现从土中能汲取的铁少之又少。即使给这些妇女服用补铁维生素让她们不再贫血，也无法阻止她们的异食癖。更令人不解的是，吃土其实会抑制铁和其他微量元素的吸收。虽然土不能治疗贫血，但也不能说贫血就不是导致异食癖的根源。"也许是缺乏某些关键元素让人对任何吃起来有矿物感觉的东西都向往。"伦敦罗汉普顿大学的雷·吉布森这样说到。

另一种别具一格的说法是，吃土能降低食物中毒的概率。一些研究发现，土壤中的物质能有效结合胃中的细菌、病毒和毒素，防止其进入血液循环。某些黏土还能促进肠胃的黏液分泌，使细菌进入血液更加困难。

孕妇为什么嗜冰还是个不解之谜。有人说是因为冰和干土口感很像，所以在心理上能得到同样的效果。也有人说是因为吃冰能减缓缺铁导致的舌头疼痛和肿胀。

3. 孕吐是怎么回事?

我在写这章的时候正在经历孕吐——怀孕 7 周, 我在床上抱着暖水袋, 祈祷这股恶心劲儿快点过去。这是我第二次怀孕, 反应比第一次还要严重些 (这次不仅恶心, 还会吐)。

大约 80% 的女人会经历某种程度的孕吐。一般来说, 最难受的时期是孕期 4 周至 10 周的时候, 某些不幸的孕妈妈 10 周后还会恶心, 过了 20 周才会慢慢好转起来。

关于孕吐的解释五花八门。一种说法是演化过程中, 孕吐会让孕妇远离那些对宝宝有害的有毒植物——这也是为什么孕妇会极其厌恶苦味 (见 "1. 为什么孕妈妈喜欢不健康食品?")。孕妇在吃了水果蔬菜以后会更难受, 但并没有什么证据来证明这点——虽然我在第一次怀孕的时候特别讨厌生菜。另外还有其他的数据对这个解释不利: 印度 (很多人都是素食者) 的孕妇孕吐的概率最低, 只有 35% 的孕妇有孕吐。而日本的最高, 84% 的孕妇会恶心呕吐。

另一个相关的解释是, 孕吐可以保护胎儿不受食物中细菌和寄生虫的危害。纽约哥伦比亚大学的保罗·谢尔曼和塞缪尔·弗拉克斯曼通过来自全球的 8 万名孕妇的研究资料得出了这个结论。孕妇是食物中毒的易感人群, 因为怀孕期间她们的免疫力降低, 严重的疾病可以增加死胎或流产的概率 (所以孕妇要避免吃软奶酪)。胎儿的细胞分裂速度非常快, 这也让他们更容易被那些能伤害 DNA 的毒素所侵害。

谢尔曼和弗拉克斯曼还指出, 孕吐最严重的时期恰好是胎儿关键器官形成的时期。胎儿的发育非常迅速, DNA 的破坏会造成非常严重的影响。一般来说，要避免的食物包括肉类、鱼、禽类和蛋类（最有可能带有危险微生物的食物），还有含有咖啡因的茶和咖啡等也会给胎儿带来危害。

事实上，孕吐在那些以素食为主、鱼肉为辅的地区里（比如美国一些印第安和原住民部落）确实比较少见。有孕吐的孕妇流产率可能较低。研究表明，没有孕吐的孕妇中 90% 最终顺利生下宝宝，而有孕吐的则达到 96%。

还有更令人信服的解释，孕吐可能只是怀孕时的激素所产生的副作用。在早孕试纸上显影的激素——人绒毛膜促性腺素（HCG）——在孕初期从胎儿中产生出来，以保持黄体的结构。黄体可以分泌激素，以保护子宫直到胎盘足够牢靠。

HCG 对身体还有其他影响，比如说会刺激甲状腺。甲状腺会分泌和代谢相关的激素，过多的甲状腺激素分泌会导致孕妇严重的呕吐。另外两种和妊娠相关的激素：黄体酮和雌激素，可能也会引起恶心、腹胀和胃灼热。因为这两种激素会导致消化系统的运作减慢，食物通过胃部的时间会加长。飙升的黄体酮还会引起妊娠早期的另一种讨厌的副作用：极度疲惫。高剂量的黄体酮可作为麻醉剂，它和催眠药巴比妥的药效类似。

其实没有确凿的证据显示过高的激素会导致孕吐，这只是一种解释罢了。我们不知道为什么有些宝宝会让人反应更强烈——虽然女宝宝的胎盘产生的 HCG 比男宝宝的更多（这和 X 染色体影响激素分泌有关）。怀孕 3 周内，怀女婴的母亲体内的 HCG 比怀男婴的能高出 5 倍。这也可以解释为什么某些孕吐更严重的孕妇怀的更可能是女孩或者双胞胎。

4. 有什么办法能缓解孕吐么？

美国妇产科学院（ACOG）和英国国家卫生临床研究院（NICE）一般会给妇科医生提供临床指导，他们提议食用姜可以减缓恶心和呕吐症状。美国妇产科学院还建议服用维生素 B_6 或者富含维生素 B_6 的被称为多西拉敏的抗组胺剂。

不过最近声望很高的 Cochrance 协作网在分析了多种孕吐治疗方法之后得出结论，几乎没有什么可持续依赖的有效手段能抵抗孕吐，这些治疗方法包括针灸、推拿、维生素 B_6、姜以及一些抗恶心药物。相反，你也许只能慢慢挨着，直到孕后期你可以大大方方地挺着骄傲的肚子，感受着胎动的喜悦的时候，你就会感觉好多了。

5. 孕妈妈能喝多少酒？

肯定不止我一个人有过这样的感觉：听到孕妇询问能喝多少酒的时

候那种凌乱甚至带点恼怒的感觉。最近的一个在英国网站 Mumsnet 上的帖子，询问在婚礼上孕妇是否能小饮几杯，引发了各种激烈愤怒的讨论。

少数几个国家，包括英国、美国、法国、加拿大、澳大利亚、新西兰、爱尔兰、荷兰和西班牙，建议孕妇彻底戒酒——不过英国官方说法是，如果你饮酒，最多不能超过 1～2 周一次。相反，美国的建议是，备孕的时候就应该彻底戒酒。

直到最近，还有人建议孕妇应当每晚喝健力士黑啤以保证铁元素的摄入量。我们差不多每个人都认识那么几个在怀孕期间喝酒的妈妈，或者喝酒的时候还不清楚自己已经怀孕了——她们的宝宝都很健康。

那么，到底喝多少酒才是安全的呢？英国牛津国家孕产期流行病学研究中心的 46 篇学术文章总结出来，少量和适量饮酒并不会增加流产、死胎、早产、出生体重轻或先天缺陷（包括胎儿酒精综合征）的概率。这些孕妇每周都会饮酒——最多每周喝大约 5 小杯＊葡萄酒。不过研究者也发现，在这些研究中存在漏洞，所以孕期适量饮酒的安全性还有待商榷。

事实上没人知道这个"安全量"到底是多少。不过可以确定的是，饮酒过量会导致胎儿酒精综合征（FAS）的发生，这是一种严重阻碍新生儿身心发育的疾病。根据一份英国皇家妇产科学院的报告，孕妇每天饮用超过 3 小杯的酒会大大增加胎儿酒精综合征的患病率，也会导致流产。那些喝 2 小杯酒的孕妇比那些基本不喝酒的孕妇的胎儿先天缺陷率也高出 3 倍——尽管先天缺陷率本来就很低。另外，45%的孕妇在孕晚期每天喝 1 小杯酒宝宝出生体重低，长大以后行为问题增多——尽管研究还不能下定论。

然而，低于每天 1 小杯酒的饮酒就成了灰色地带——也许有问题，也许没问题。2012 年，丹麦一项大型的研究发现，每周饮 1～4 小杯酒对孩子长到五岁以后的智商、注意力以及其他脑功能，比如计划性、组织性和自律性都没有显著影响。和别的研究不同，这项研究设计得很

＊　1 小杯为 20 毫升。

好，研究者在孕妇确定自己怀孕的情况下对其询问喝酒问题，并跟踪调查直到孩子长大。

这也不是说戒酒是个好的解决办法：有些研究发现，那些孕期每周喝 1～2 小杯酒的妈妈生的孩子长大以后的行为问题较戒酒的更少。一项研究显示，那些少量饮酒的孕妇的儿子们惹麻烦和患多动症的概率较低，而女儿们则在攀比和情感方面的问题较少。那些孕期喝 1.5～3 小杯酒的孕妇的孩子和不喝酒的孕妇的孩子行为方面问题相似，都比那些孕期喝 3.5 小杯酒的孕妇的孩子强一些。不过，这也可能是由于少量饮酒孕妇精神更放松，或者收入更多，受教育程度更高而造成的。

英国皇家妇产科学院的帕特里克·奥布莱恩指出，少量饮酒（每 1～2 周 1 小杯）基本上不会对胎儿造成危害。英国医学学会（倡议戒酒的组织）的维维安·内桑森认为，4 小杯以下都不会造成伤害，不过安全起见还是少喝或者不喝为妙。

还有些别的因素来支持戒酒。一个是，这些对少量饮酒者的研究很难找出饮酒可能会产生的极小的问题。可能少量饮酒者会带有一点小风险，但我们还不清楚。而且坚持遵循推荐酒量是非常难的。"沃恩知道很多人比自己认为的要喝得多得多，她们认为的半小杯可能事实上是好几杯"，内桑森说"戒酒更容易监督"。

还有一种可能性是，胎儿在发育的某个阶段受到酒精的影响更深。一项最近的研究发现，每天喝超过半小杯酒会增加婴儿出生时体重偏低或身长偏短的概率，但是如果是在孕期 7 周到 12 周饮酒之间的话，胎儿就更容易患有胎儿酒精综合征的特征畸形：小头、小下巴、薄唇、小眼睛。

只喝少量酒的孕妇划归为非饮酒者。孕期 7～12 周是发育最迅速的阶段：短短 5 周，胎儿从小蝌蚪发育成了人类，12 周之后，胎儿的最重要的任务就是长大。所以在关键时期尽量避免发育受到阻碍还是合理的。这期间，孕妇也不太想喝酒，因为孕吐正值高峰，大部分孕妇会感到筋疲力尽。

说到底，每个孕妇要权衡孕期喝酒对自己来说是否合适。根据我所看过的资料，我给自己总结了几条。

- 怀孕的前 3 个月是宝宝最脆弱的时期，应当尽量戒酒。如果你并不知道自己怀孕了，马上戒酒还来得及。大部分孕妇在怀孕 7 周之前得知自己怀孕，正当关键发育的时期。
- 如果不想戒酒，则尽量 1～2 周只喝 0.5～1 小杯酒。不过，如果你偶尔超过一点（每周最多 4 小杯），应该也没多大问题。
- 搞清楚半小杯酒是多少，有些葡萄酒和啤酒比较浓烈。
- 猛喝一通比多次少量要糟糕，因为这会让你的宝宝暴露在高浓度酒精中。所以尽量多次少量。

6. 肚子里的宝宝能尝到妈妈饮食的味道么？

肚子里的宝宝在味觉的大海中荡漾，这对他们降临到人世间之后对味道的品尝是至关重要的。

胎儿舌头上的味蕾在 13～15 周之间开始发育，这能让宝宝开始分辨出甜、酸、咸，不过我们日常生活中品尝的复杂味道通常是混合后进入鼻腔的挥发性分子（比如蒜）的气味。

一切最终都能到达胎儿周围的羊水中，也会进入母乳里（见"111. 我的饮食会影响母乳口感么？"）。"如果它能被血液吸收，那么它也能进入羊水和母乳。"专门研究味觉倾向的宾州费城莫耐尔化学感官中心的茱莉·曼奈拉如此说道。

在孕后期，胎儿每天会吸进 1 升的羊水——也许只是为了出生做吞咽练习，而不是汲取营养——这些羊水会穿过鼻腔和口腔而接触到成千上万的味觉和嗅觉感受器。

有些呛人的分子，比如蒜里面的硫化物，是那么地咄咄逼人，以至于即使从刚刚吃过大蒜的孕妇腹中的羊水中取出一点，都能感觉到大蒜的气味飘散出来。

所以说，肚子里的胎儿确实能尝到妈妈饮食的味道，并且能够记住。一些研究显示，妈妈爱吃大蒜或者八角的孩子在出生几天里会被大蒜或者八角的味道所吸引，而做出吮吸的动作！

7. 准妈妈的饮食会影响宝宝的口味么？

宝宝在出生前不仅能品尝大餐的味道，而且似乎这些对味道的记忆甚至能影响他今后一生的口味。

研究发现，如果妈妈在孕晚期或者哺乳期前 2 个月的时候每周喝 4

杯胡萝卜汁，那么宝宝在开始吃辅食以后会对胡萝卜汁口味的麦片情有独钟。孕期爱吃水果的妈妈们的孩子断奶后也喜欢吃水果。"宝宝和妈妈口味相仿，"茱莉·曼奈拉说，"我觉得这是他们学习食品安全的第一课。"

在孕期和哺乳期吃各种口味的美食会让孩子也享受到更加丰富的滋味，理论上还能避免他们以后挑食。反之，如果你对垃圾食品喜爱有加的话，对孩子来说就成了一个坏榜样。妈妈如果在孕期每周喝两小杯酒的话，宝宝闻到酒的味道以后会显示出更多的微笑、吮吸和舔舐的动作——不过这种对酒的喜爱是否能延续到成人还未可知。

一项在老鼠身上的实验显示这很有可能。成年老鼠如果它们的妈妈在怀孕的时候喝过酒的话会倾向于选择那些醉鬼做伴侣——可能它们从醉鬼的呼吸中闻到了妈妈怀里的酒味。

还有更怪的呢。研究显示，孩子对盐的喜爱程度和妈妈的孕吐有关。那些在孕14周吐得稀里哗啦的妈妈生下的宝宝在16周大的时候，比没有孕吐反应的妈妈所生的宝宝更能忍受咸味饮料的味道。一个解释是：呕吐会让妈妈们脱水，导致羊水变得又浓又咸。

8. 咖啡对宝宝不好么？

如果你是那种早上缺了咖啡就脑子不听使唤的人，好消息是即使你怀孕了，也不用戒掉咖啡。尽管有些研究发现，咖啡因的摄取会降低宝宝出生时的体重，增加早产或死胎的概率，但另一些研究并没有类似的发现。

Cochrane 协作网是由一群德高望重的科学家组成的团队，他们试图通过系统的研究和多项相互矛盾的研究来找出科学的证据，以便提供给民众合理的健康建议。他们最近对孕期咖啡因摄入量做了系统研究，结果发现孕期每天喝 3 杯以下的速溶咖啡对怀孕没有任何影响，所以完全没有必要戒掉咖啡。

不过如果每天超过 3 杯可能就有问题了。一项大型研究表明，那些每天摄入 550 毫克（大概 6 杯咖啡，或者 12 杯茶）咖啡因的孕妇的宝宝有点矮小。

如果你想继续喝咖啡，那么要注意看看咖啡因摄入量。在英国，建议孕妇最好每天将咖啡因摄入量控制在 200 毫克以下——大概 2~4 杯咖啡的样子。不过最近一项在苏格兰的调查显示，那里的特浓咖啡的咖啡因含量与普通咖啡相比相差 6 倍之多，在格拉斯哥西端能买到每杯含有 322 毫克咖啡因的特浓咖啡。相对而言，星巴克的咖啡每杯只含有 51 毫克的咖啡因，因为拿铁和卡布奇诺通常是由双倍浓缩咖啡稀释而成的，尽管如此，你可能仍得对咖啡师递给你的第二杯咖啡好好考虑一下。

作为一个大致的概念，这是英国食品标准局对于含咖啡因食物的描述：

● 一杯速溶咖啡：100 毫克咖啡因（尽管有的研究发现每杯可能只含有 50 毫克咖啡因，但这和你煮咖啡的方法相关）

● 一杯过滤咖啡：140 毫克咖啡因

● 一杯茶：75 毫克咖啡因

● 一罐可乐：40 毫克咖啡因

● 一瓶能量饮品：80 毫克咖啡因

● 一块 50 克的黑巧克力：50 毫克咖啡因

● 一块 50 克的牛奶巧克力：25 毫克咖啡因

9. 怀孕的时候能吃花生么?

　　官方建议是尽量少吃或者不吃,不过最近英国食品标准局和美国儿童医学会都认为孕期吃花生没有什么问题（尽管两者也都建议过,如果孩子的近亲有过敏或哮喘的应该尽量避免吃花生)。

　　有些研究发现,孕期吃花生和孩子过敏有着一定的间接联系。比如2010年,很多报纸都报道过,美国的一项研究发现,如果妈妈在孕期吃了花生制品的话,孩子更容易对花生产生抗体。不过,研究者也希望公众对他们的结果谨慎解读。比如,他们依据的是妈妈回忆自己孕期吃了多少花生,而不是直接的测量。此外,他们测试的只是那些虽然没有直接对花生过敏,但已经怀疑会对牛奶和鸡蛋过敏的孩子。

　　而且,另几项研究发现的结果恰好相反:孕期吃花生也许能防止婴儿过敏。在这种矛盾的情况下,最理性的做法是把所有发表的研究结果都结合起来找出最可靠的依据。幸运的是,有人在2008年已经为我们做了这件事。英国毒理学研究会在考察了多项对人和动物的研究结果之后得出结论:还没有任何高质量的研究证据支持吃花生会造成过敏的说法。美国儿童医学会最近的报告也给出了相似的结论。不过这也不能说明花生就完全无辜了,只是说还需要更深入系统的研究。当证明了花生的无辜之后,你就可以无所忌惮地尽情享受花生酱沾小黄瓜了。

10. 准妈妈应该食量加倍么？

没人会说怀孕的你嘴馋贪吃，你只是饿而已：黄体酮在孕期飙升直接导致你胃口大开。尽管"我是为两人吃"的借口很有诱惑，不过最好还是别太贪吃——至少不要每天都吃两块大蛋糕。好消息是，如果你不反对，孕期锻炼还是很安全的（见"22. 孕期锻炼安全么？"）。

2009 年，美国医药学院公布了关于孕妇增重的建议——整个孕期不超过 11.5～16 千克，对那些已经超重的孕妇来说，不得超过 7～11.5 千克，对于肥胖症孕妇来说，不得超过 5～9 千克。

听起来不错，但事实上超过一半的孕妇增重比这个要多。尽管多一点点不会给你或者婴儿带来什么危害，但是增重太多的话会增加你患孕妇糖尿病、高血压的概率，也会增加剖腹产和借用产钳的概率。

另外，还有个更好的理由劝你不要增重过量，那就是增太多，以后减下去也很难——我可是有血泪史的。最近的 9 项研究综述指出，那些孕期增重超过建议值的妈妈在生育之后 3 年平均增重 3.06 千克，15 年后平均增重 4.72 千克。快速增重还能增加你患痔疮、静脉曲张和妊娠纹的概率。

那么，为了给宝宝提供足够的能量，每天可以多吃多少呢？大部分医生建议每天多吃 100～300 卡路里（1 卡路里约为 4.19 焦耳），也就是差不多一片蛋糕的样子。

作为大概的估计，前 12 周大约增重 1～2 千克，以后每周增加 0.5～1 千克比较适中。

11. 吃软质乳酪和蓝奶酪有多大风险?

奇怪,虽然美味的软质乳酪到处都是,但是为什么怀孕以后我们却不能去吃——软质乳酪和蓝乳酪可能会带来患李斯特菌病的风险,而李斯特菌病是一种会增加先天缺陷和流产概率的食物中毒。

李斯特菌病是由存在于土壤中的李斯特菌引起的。奶牛和奶羊很可能沾染上这种细菌。这些细菌一般在加热或巴氏杀菌过程中被杀死,但是如果它们存活下来,它们会更容易在软质乳酪和蓝乳酪中生长。这些乳酪比硬乳酪酸性小,而湿度大。

尽管一般人接触到李斯特菌也很少会患病,但对于孕妇来说,由于免疫系统脆弱,她们患病的可能性比一般人大 20 倍。尽管如此,李斯特菌病还是很罕见的。据英国食品标准局说,每年英国有 230 例李斯特菌病例,而美国疾病控制和预防中心(CDC)则称每年有 1600 例(其中 500 例导致死亡),其中只有 17% 是孕妇。超过 60 岁的老年人也会增加患病概率,还有癌症患者,以及其他免疫系统疾病患者。

据说孕期患李斯特菌病的后果是十分严重的。每 2.5 万名孕妇中就有一个患者,除了发炎之外,感染还会导致并发症,并增加流产概率至 20%。

我们无法估计如果孕妇不听建议随便吃乳酪后患李斯特菌病的概率。不过乳酪也不是李斯特菌感染的唯一源头——三明治、热狗、奶油、熏三文鱼、肉片和香肠都可能携带病菌,所以如果你非常担心李斯特菌,你可能得绝食。最近的研究发现,在美国,李斯特菌的源头很可能是在农场里,其主要的寄主是甜瓜和腐殖土壤,而英国则发现三明治和色拉很可能是感染源。

　　好消息是，如果感染源彻底煮熟的话病菌就会被杀光。不过通过巴氏杀菌制作的软质乳酪是否安全还存有争议。美国疾病控制和预防中心称，美国国家卫生局依然建议不管软质乳酪制作过程中是否杀菌都应该尽量避免怀孕时吃，因为尽管杀菌过程能把奶中的活菌杀死，但在包装运输过程中有可能再次污染。

孕
身

12. 肚子的形状能预测胎儿性别么？

　　肚子形状像篮球，孕吐很严重，奇怪的口味……如果你相信这些古老传言的话，你会坚信自己怀的是男孩。但这真的靠谱么？有科学依据么？

　　先来看看以下这些传言。

肚子像篮球，怀的是男孩

　　民间说孕妇肚子又高又挺的是男孩，又低又宽的是女孩。然而美国约翰·霍普金斯大学的珍妮特研究发现，孕妇肚子的形状和孩子性别没有什么相关性。

　　她让 104 位孕妇将她们认为的孩子性别，她们认为的肚子形状写下来，然后归纳总结。她发现两者只有很小的关联，这说明从孕妇肚子的形状进行判断是很主观的，和孩子性别没有任何联系。

孕吐严重意味着怀的是男孩

　　事实正好相反：孕吐严重的准妈妈更有可能怀的是女孩。1999 年，研究者分析了 8186 名瑞典孕妇的数据，她们孕吐都很强烈，都需要住院处理。结果只有 44.3% 的孕妇怀的是男孩（普通人群是 51.4%）。

　　他们给出的解释是怀女孩的准妈妈体内的人绒毛膜促性腺激素（HCG）比较多。这是在妊娠测试中发现的一种激素，它们在孕初期从胎儿中产生出来，以保持黄体的结构，直到胎盘成熟。还没有弄明白为什么女宝宝和高 HCG 相关，但确实在怀孕 16 天之后这种差别就显现出来了。HCG 用于保持孕期正常进行，但也有着各种副作用。它能让你的膀胱更敏感，也会导致你感觉更难受。

　　这项研究在《柳叶刀》上发表不久，丹麦的奥胡斯和奥尔堡大学医院的亨利克·托弗特·索伦森给期刊写信称，婚姻状况也会影响孩子性别：单身妈妈更不容易生男孩。比如对于瑞典数据来说，他发现，那些孕吐严重的妈妈更不容易生男孩，但这个相关性还不如单身妈妈。孕吐严重的妈妈里，40%的单身妈妈怀的是男孩，45%的双亲家庭怀的是男孩（51%的孕吐不严重的妈妈怀的是男孩）。

胎儿心搏数能预测性别

孕期最激动人心的时刻莫过于医生让你第一次听到胎儿的心跳了。胎儿的心跳比成年人快得多，每次听起来都觉得像奔驰的马蹄声。

传说胎儿心搏数每分钟140下以上就是怀女儿，否则就是怀儿子。困难在于，随着孕期的深入，心搏数会减少，从初期的170～200下到中期的120～160下。男孩和女孩的心搏数至少在孕初期没有什么差别。

一项研究中，研究者用超声波测量477个胎儿在14周时的心搏数。女孩的平均心搏数是每分钟151.7，男孩的是每分钟154.9，两者在统计上没有任何显著差异，不能作为判断性别的依据。

有意思的是，在分娩过程中，女孩心跳会快一些。具体原因不详。

奇怪的口味说明怀的是男孩

这个说法没有什么证据，不过一项研究发现怀男孩的孕妇胃口更大。研究记录了244个孕妇的饮食习惯发现，怀男孩的妈妈比怀女孩的平均多吃10%的卡路里。不过麻烦的是，你怎么知道你比别的孕妇更饿呢？而且，研究者也承认，这个差别其实也不大，还不能用来预测胎儿性别。

准妈妈"自己知道"

"女人直觉"能解释很多事情——包括预测孩子性别。不过这可能是最好的性别预测工具了。美国亚利桑那州图森大学的维克多·萨姆斯研究了108名孕妇，让她们对自己胎儿的性别进行猜测。75名孕妇说自己有感觉，或者有胎梦，正确率达到60%——比偶然预期的要高。当研究者把那些特别想要某种性别孩子的孕妇去掉时，剩下的48位孕妇的正确率可达到71%。这项研究从来没有发表出来，不过这也为孕妇提供了防御手段——当准爸爸在想奇奇怪怪的男孩名字的时候，准妈妈可以说"对不起，亲爱的，我知道我怀的肯定是女儿……"

男右女左——受精卵在子宫右侧着床是男孩，左侧是女孩

2007 年，这么一条有趣的问题引发了互联网上的大讨论。一名加拿大超声波师萨阿德·拉姆兹声称他为 5376 名孕妇照过 B 超，胎盘和子宫连接的位置和胎儿性别有着很强的相关性。97.2%的男孩胎盘偏右，而 97.5%的女孩偏左。尽管拉姆兹的研究被写成了一篇学术论文，但并没有在任何期刊上发表，这说明他的方法并没有通过任何严格的学术审查。他也没能给出任何可靠的依据，为何胎盘的位置和宝宝的性别如此相关。一项更早的美国研究发现，14%胎盘较低的孕妇（前置胎盘）怀的男孩，尽管生理机制还未可知。一个可能性是，受精的时间可能会影响受精卵着床的位置（有些证据证明当排卵期发生性生活时更容易生男孩）。也有可能子宫不同位置的温度差会影响男孩和女孩受精卵的选择。2010 年，一个澳大利亚研究小组在世界妇产科超声学大会上宣布，他们试图重复拉姆兹的发现，记录了 277 名孕妇胎盘的位置，发现这和胎儿性别没有什么相关性。

13. 孕妇为何是不倒翁？

每年，《不可能的研究年鉴》杂志都要颁发几项"搞笑诺贝尔"

奖——以奖励那些奇思异想、独辟蹊径、激发大众对科学和医学兴趣的研究。2009 年 10 月，物理学奖颁发给一组人类学家，以奖励他们对"孕妇为何是不倒翁"的研究。

随着孕期的慢慢深入，孕妇也开始变得大腹便便起来，这使她们的身体重心发生了偏移，走起路来像企鹅一样一摇一摆。不过孕妇摔倒却非常罕见——即使在很少给孕妇让座的伦敦地铁里。

究其原因，辛辛那提大学的凯瑟琳·怀特康姆和她的同事发现，功臣是脊柱的形状。女性后背底部的骨头成楔形，这使脊柱更容易弯曲。女人小骨周围的支撑组织也比男人的大一些，这给脊柱提供了额外的支持。因此，女人的脊柱比男人更有凹凸曲率，让她们的上身可以向后倾斜，在孕期起到维持平衡的作用。

14. 孕妇为何生"黑线"?

"黑线"指的是孕期时的肚子上从肚脐向下延伸的深褐色暗纹，直到生完孩子一年后才能慢慢消失。其实它和富含胶原蛋白的结缔组织"白线"有着密切的关系。"白线"是肚子中间隔开两侧肌肉的组织，通常我们所说的"六块腹肌"就是由"白线"分开的。

飙升的孕期荷尔蒙（雌激素和黄体酮）有个极其令人反感的副作

用：它会令黑色素细胞沉淀出更多棕色素（和太阳下晒黑是同一种色素）。这些黑色素细胞在身体里分布不均，比较多的地方是那些容易被太阳晒伤的地方，还有"白线"附近，这导致很多孕妇最终不均匀分布褐色皮肤（也被称为妊娠斑），以及肚子上形成"黑线"。

不过还不太清楚为什么这些黑色素细胞喜欢集中在白线附近，一种解释是，它们在胎儿发育过程中从神经嵴结构迁移出来的过程里不小心就困在那里了。

妊娠斑一般在分娩后就消失了，不过你可以通过擦防晒霜来避免长妊娠斑。

另一件孕期烦心事是，雌激素加上血量的增加会使得新的心血管形成而造成网状静脉——皮肤表面呈现出红色网状静脉。大部分网状静脉在生育之后会消失，但也有些会留下来。如果这让你很不爽，你可以通过激光疗法去掉它，不过最好还是等些日子，万一你再次怀孕了呢。

胎儿会对从腿部回到心脏的静脉产生一定的压力，这可能会造成静脉曲张，影响大约 40% 孕妇的生活。穿宽松的袜子，靠左侧睡眠，适度锻炼，抬高腿，避免久站或久坐都能减轻静脉曲张的症状。

15.怎么才能不长妊娠纹？

我第一次怀孕的时候腰围长了 36 厘米，虽然没翻倍，但如果我们假设大肚子的高度是 15 厘米的话，增长出来的部分相当于一张 A4 纸的大小了。令人难以置信的是，其实你没长出什么新皮肤，只是原来的皮肤拉长了而已。

雌激素和松弛激素之类的荷尔蒙带给皮肤丰富的弹性，这在宝宝慢慢长大的过程中使皮肤可以拉伸开来。不过，如果这个过程太快了的话，就会产生妊娠纹——类似结疤的过程。如果你整个孕期一点妊娠纹没长的话，你简直是幸运的极少数——尤其是你的皮肤越白，妊娠纹会越显眼。

"一个孕妇长不长妊娠纹是由基因和肚子增长的速度决定的，所以最好保持体重不要增加得太快。强健的腹肌也能帮你降低肚子长大的速度和皮肤拉长的速度。"加州大学旧金山分校的皮肤科医生珍妮·村濑这么说。

一项最近的研究发现，松弛激素低的孕妇更容易长妊娠纹，可能是因为她们的结缔组织弹性较低，从而更容易出现疤痕。

很多孕妇在肚子上擦按摩油和可可脂以防止或试图减轻妊娠纹，最近有几项实验来研究这是否有效。一项实验观察了那些在孕中晚期连续擦 8 周、每天擦两次橄榄油的孕妇，和什么都不擦的孕妇比较，妊娠纹没有明显的差别。另外两项实验比较了那些擦可可脂的孕妇和擦普通保湿霜的孕妇，也发现没有什么差别。

不过，尽管这些对避免妊娠纹生成也许没有用处，但是它们可能会加速妊娠纹消失，村濑说："我自己怀孕的时候也擦了可可脂，尽管没有发表的学术文章显示这会有用，但是妊娠纹通常开始成红色，如果太干燥的话，皮肤会更容易被刺激发红，所以用保湿霜还是有好处的。"

不过有种叫 Trofolastin 的药膏也许有用，在一项研究中，一些孕妇 12 周以后天天涂抹 Trofolastin 药膏，另一些涂抹安慰剂药膏。56% 的使用安慰剂药膏的孕妇长了妊娠纹，而 34% 的涂抹 Trofolastin 药膏的孕妇长了妊娠纹。这种药膏是 Novartis 发售的，可以在互联网上买到。药膏含有维生素 E、胶原和弹性蛋白，一种叫雷公根（积雪草）的中药。

另一项初步研究发现，那些孕晚期体内富含维生素 C 的孕妇更不容易长妊娠纹。不过，因为几项研究发现，维生素 C 和早产有直接关联，所以最好还是食用健康平衡的饮食，多吃蔬菜水果，而不是单纯服用维生素 C 片。

16. 父母高大，宝宝也大么？

如果一匹高大的公希雷马和一匹矮小的母设得兰矮种马交配，生出的宝宝会是什么样的呢？如果你不敢多想的话，我来告诉你答案——小马会是设得兰矮种马大小，马妈妈生下它完全没有问题。有个魁梧的老公完全不用担心孩子太大，女人总体来说还是比宝宝大很多——至少到生下来都没有问题。

早在 1938 年，研究者就开始用希雷马和设得兰矮种马交配。他们发现，当母希雷马和公设得兰矮种马交配的时候，生下的马宝宝比设得兰矮种马宝宝要大，但比希雷马宝宝小。当公希雷马和母设得兰矮种马交配的时候，马宝宝就和纯种设得兰矮种马差不多大小。换句话说，母马妈妈子宫里有些控制机制，能让马宝宝长成妈妈的大小。当然，这很符合进化的观点——要不然，那些和身材魁梧的配偶生孩子的母亲早就在生产过程中和孩子一同灭亡了。

最近，有关借助代孕人工授精来帮助那些不孕夫妇生宝宝的研究发现，孩子的身材大小和生母关系更紧密，比生父或者代孕妈妈都紧密。

现在的推断是，尽管胎儿从爸爸妈妈那里各拿来一半基因，但基因表达的过程不是随机的，某些时候，妈妈的基因有优先权，会一票否决爸爸的基因。总体来说，妈妈的基因对胎儿的大小更有影响，不过爸爸的基因控制着胎盘的发育。

不过妈妈的饮食会影响孩子的发育。平均来说，妈妈比推荐的增重 11.3～15.9 千克每多长 1000 克，宝宝就增重 26 克。孕妇糖尿病带来的高血糖也是造成胎儿过大的原因。

如果你的头胎是个大宝宝的话，下一胎甚至会更大，比平均值会重 200 克左右。这可能是因为子宫已经有过一次长出新的血管供给宝宝营养的过程，这让子宫能更有效地帮助宝宝长得又大又壮。

17. 我的身材还能恢复么？

当你的肚子慢慢变大的时候，你会发现，不仅仅是腰围变粗了。在孕期头 6 个月，最健康的孕妇也会长 3.5 千克的脂肪在臀部和大腿上，作为母乳喂养的能源储备。

好消息是，最终你的大腿和臀部会比怀孕前还要瘦——虽然大部分人的体重会略有上升。

和男人不同，女人在青春期的时候会在臀部和大腿积累下来 15～20 千克的脂肪，无论如何锻炼也不能完全消除。但在孕期最后的 10～12 周，尤其是宝宝生出来以后，这些脂肪开始消耗殆尽。母乳喂养的妈妈每月能掉脂肪 0.8 千克，大多数是以前积累下来的部分。

加州大学圣芭芭拉分校的威廉姆·拉塞克和史蒂夫·高林分析了 16635 名美国妇女的数据，他们发现，尽管她们每次怀孕都会增重，但臀围和腿围随着每个孩子的诞生而减小。每次怀孕后的增重大部分落在腰上和上身。

拉塞克指出，臀部和腿部的脂肪是 ω-3 不饱和脂肪酸（DHA）的重要来源，是大脑发育的关键。"在孩子诞生第一年，大脑的重量增加差不多有 1 千克，"他说，"储备的脂肪也许给大脑发育提供了关键的脂肪酸和能量。"

尽管很多妇女都超重，但西方饮食中却经常缺乏 DHA（DHA 在冷水鱼，比如三文鱼中比较常见）。一个很丰满的臀部对你的孩子来说还是很有用的，因为其中含有某些物质。当脂肪慢慢消耗光之后，你可以期待穿一套新装束，如裁剪修身的短裤和短裙。

18. 为什么有的孕妇显怀，有的孕妇不显？为什么第二胎更显怀？

尽管没有人真正研究过这个现象，但这是广泛被大家接受的事实，女人在怀第二胎或第三胎的时候看起来比第一胎更显怀，要更早地换裤子的尺码。

一般来说，身体两侧的腹肌靠一条结缔组织连在一起。但在孕期，一种被称为松弛激素的荷尔蒙使这条结缔组织韧性减弱，当宝宝越长越大的时候，腹肌就分开了。

巴尔的摩约翰·霍普金斯大学的妇产科教授安德鲁·撒丁说，凭他的经验，女性腹肌强健的一般显怀会慢一些，因为她们的腹肌被拉伸得少一些。而且体型较小的女性更容易显怀。

对于第二次怀孕的妈妈来说显怀较早，比较靠谱的解释是腹肌已经被拉伸过一次了，所以拉伸阻力减小了不少。旧金山骨盆健康和康复中心专门从事产后护理的理疗师斯蒂芬妮·加斯特说："一般来说，妈妈在有了第一个宝宝以后的体型会差一些，因为她们有了孩子需要照顾，没什么时间去锻炼了。"

19. 温泉和桑拿会导致流产么？

你肚子里的宝宝被你肚子上一层厚厚的脂肪和肌肉与外界隔离，所以外面的任何温度变化都会经过一段时间才会影响到他。

不过，在热浴缸中长时间泡澡或者桑拿会让你的体温上升，有证据显示，当体温高于 38.3℃一段时间之后，尤其是孕初期，会增加流产和先天性缺陷的概率。

值得一提的是，大多数对于温泉和桑拿会导致流产或者先天缺陷的研究都不是直接进行的，而是通过那些长时间孕期发烧（可能某些疾病已经影响到怀孕了）的孕妇或者动物进行的。最令人信服的人类实验发现，那些孕初期泡过温泉的宝宝，相对于通常千分之一的患神经管疾病的概率，他们的患病率会提高到千分之二至千分之三。不过，这些研究并没有记录热水有多烫，或者孕妇在里面有多长时间。而且这些妈妈们是在孩子被确诊以后询问的泡温泉的次数，所以有可能相对于那些健康孩子的妈妈们，她们只是对这些经历印象更深刻而已。

如果你想在孕期使用温泉的话，美国妇产医学院的建议是，不要让你身体的温度超过 39℃。因为大部分温泉都是 40℃，只要 20 分钟的时间就能让你的体温升高，所以孕妇一般被建议使用温泉或者桑拿不超过 10 分钟。

当然，当你从温泉中出来以后，你的体温会马上降低。而且对那些非孕妇来说，当她们感到过热的时候就会走出来——这是你体温过高的信号。

孕期进行温水浴就不太一样了——你的上半身一般不会泡着，水也不会持续加热，意味着你的身体也不会长时间过热。

还有谣言说，孕期坐浴的话会增加感染的可能从而导致流产，因为水中的细菌可以从阴道进入子宫。事实上，在孕期，一块厚厚的黏液塞会塞在宫颈，从而有效地把子宫与外界隔离，所以这种谣言实在站不住脚。有些研究发现，这种可能性也许在破水以后会发生，但证据也不是很充足（见"49. 羊水破了以后我还能泡澡么？"）。

20. 还能夫妻生活么？

　　一般来说，阴道是通过一条细长的子宫颈连接子宫的，精子要穿过这条隧道才能怀孕。不过当女人已经怀孕后，一块黏液塞会挡住隧道而把精子挡在外面。这块黏液塞还能把阴道中生活的百万细菌与子宫隔离，降低子宫感染和损害宝宝的概率。其实，分娩开始的第一个信号就是黏液塞的脱落——一团黏稠的、偶尔还带有血迹的黏液掉到你的内裤上。

　　即使有精子穿过黏液塞进入子宫，宝宝四周被一层厚厚的羊膜囊隔离着，所以说精子基本上无法靠近宝宝。

21. 为什么很多人怀孕 12 周之前会流产？

　　统计数据表明：多达三分之一的怀孕最终流产。这困扰着大多数孕妇。我在怀孕头几个月的时候天天看日历，心惊胆战地去照 B 超，生怕看到的是空的胎囊。我也有几个朋友经历过痛苦的连续流产。问题是，她们能做些什么来避免这一切么？根据最新的流产方面的研究，很遗憾，答案是：没有。

"我从不相信慢跑，或者同房，或者喝酒，或者吃软乳酪会让本来健康无恙的胎儿流产，"伦敦帝国学院复发型流产专家莱斯利·里根说，"通常来说，这只是巧合。"

人类流产的最主要原因是受精卵带有异常数量的染色体，通常称为"非整倍体"。这种胚胎一般会生长一段时间，但孕早期就会停止发育（甚至女人自己都不知道已经怀孕了）。人类好像比别的哺乳动物更容易出现这个问题，尽管没人知道为什么。30～35岁的女人大概有60%的卵子是"非整倍体"，而这个概率在40岁会上升到90%。"过了35岁，流产概率会大幅度增加，受孕率会降低，很多怀孕会终止。"里根说。

理解了为何人类容易流产的同时，我们也明白了为什么年龄增大以后受孕会更加困难。即使是年轻健康的夫妇排卵期多次同房，也要花几个月的时间才能怀孕。这不是说她不孕，而是大量的胚胎在还没意识到它们存在的时候就已经失去了。

有些流产统计数据很容易误导人，因为这些数据和你何时测孕有直接关系。就拿"三分之一"来说，这也许是用那些尽可能早判断出怀孕的数据来统计的（在任何妊娠测试给出确定结果之前）。总体来说，31%的妊娠会终结于流产，但其中22%的妊娠都是在妊娠试验之前就终结了的。也就是说，"三分之一"这个数据并不适用于在药店刚刚买了妊娠试纸发现自己怀孕的孕妇们。

更精确一点的数字是"五分之一"，英国皇家妇产科学院提供的数据。这个数据是根据那些已经做了妊娠测试并得出确定结果的孕妇来说的。尽管这个数字看起来还是很令人担忧，但应当注意，这个数字是针对大众人群，而不是个体的。有些女人流产的概率更大一点，有的则更小。年龄是一个因素，以前是否有过流产也是一个因素，而一定的身体状况也与之相关，比如糖尿病或者甲状腺疾病都会增加流产概率。

20 多年前，里根进行了一项研究，以评估不同妇女群体的流产概率。一旦怀孕了，孕妇会去做一个 B 超检查，然后每两周检查一次直到第 12 周。总的来说，她发现 12% 的孕妇最终流产，但对那些第一次怀孕的，以及上次怀孕生下健康宝宝的孕妇来说，这个概率降低到 5%。对那些生了好几个健康宝宝的妈妈来说，这个降低到 4%。

其他的人群流产概率就会比较高了。对那些上一次怀孕也流产的孕妇来说，概率有 19%，对那些流产过好几次的孕妇来说，概率上升到 25%（不过这也意味着她们有 75% 的可能性生下健康宝宝）。

所有的信息总结起来就十分清楚了。如果这是你的第一个宝宝，或者你上次怀孕生了一个健康的宝宝，而且你没有任何流产的症状（比如疼痛或者流血），那么你怀上一个健康宝宝的概率就会高得多，流产的概率随着孕期的进展也会越来越低。

锻

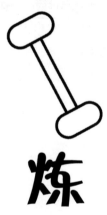

炼

22. 孕期锻炼安全么?

很多孕妇会停止剧烈运动，比如慢跑，因为她们害怕这会增加流产风险或者对宝宝有伤害。

尽管一项大型研究表明，每周超过 7 小时的剧烈运动会增加流产的概率，但大部分数据都是流产之后收集的，所以这些被研究者对运动程度的回忆可能有所不同，或者参加这项研究的初衷就有倾向性。还有些研究发现，剧烈运动可能会使胎儿缺血而导致缺氧。

另一方面，有一些初级研究发现，孕期运动可以让宝宝更健康，大脑发育更好，心跳速率更低——有时这些优势会保持终生。

现在美国、英国和其他国家对孕妇持续锻炼的忠告基本一致，她们可以继续锻炼，除非健康原因，比如心脏病，或者是出现了比如出血之类的高危孕妇。Cochrane 协作网 2009 年研究了这个问题，他们得出的结论是，没有足够的证据证明，锻炼对于孩子来说好还是不好，尽管每周跳两三次健美操可以提高或者维持妈妈的健康水准。

不过，越来越多的证据显示，在孕妇身体允许的范围内，连最剧烈的运动都不会对孕妇有害。几年间，美国巴尔的摩约翰·霍普金斯大学的妇产科教授安德鲁·撒丁做了这么个研究，他们让孕妇在跑步机上走或者跑，直到达到自己的极限，不能继续下去。与此同时，宝宝的动作、心率、子宫血流、羊水量都被严密观测以防出现任何问题或紧急情况。

连那些怀孕前都不锻炼的孕妇，都没有发现其胎儿受到任何的影响。"和我们以前认为的相反，那些怀孕前不锻炼的孕妇在孕期开始锻炼都没问题。"撒丁说。

你可能会想象慢跑的时候宝宝会在各个方向上晃来晃去，撒丁却发现运动时宝宝的位置变化很小。"子宫上下移动，宝宝在里面跟着动，不过我们没发现任何太出格的位置变化。"他说。

综上，想锻炼的孕妇最主要的是听从自己身体的信号，运动过程中如果出现头晕不适要减慢或停止。孕期可不是挑战自己极限的时候。撒丁还建议多喝水以防脱水，最好避免会摔倒或者撞伤的运动，比如滑雪、骑马、高山自行车或者跆拳道。当孩子越长越大，骨盆不再能保护他的时候（一般在怀孕 12 周以后），这点尤其重要，因为严重的撞击会导致胎盘脱离子宫，给母子都带来极大的危险。

23. 孕期能做什么腹部锻炼？

虽然孕晚期最好不要仰卧太久，但这也不是说你就不能锻炼你的腹肌了。事实上，孕期如果能保持强壮的腹肌还是很重要的，因为这样能更好地支撑骨盆，保持你的体型，克服大腹便便带来的不平衡感。

仰卧起坐是要尽量避免的，因为它要求从一边到另一边的扭曲，会导致孕后期中央腹肌更加分开［关于分娩后怎样恢复见"71. 别的国家（比如法国）是如何指导产妇产后恢复身材的?"］。

不过，孕中晚期"横向练习"是可以的：将双手放在肚脐上，深吸一口气，吐气的时候将肚子按下去，然后坚持 10 秒钟，再均匀呼吸。重复 10 次。

修改版的普拉提练习也可以，用手或肘支撑俯卧撑姿势，腿绷紧，肚子抬离地。你还可以侧身做这个练习，只用一只手或肘还有脚支撑。这两个练习也可以用膝盖代替脚支撑身体，会更容易点。

还有种叫"骨盆倾斜"的练习可以锻炼腹肌及背肌。仰卧，膝盖弯曲，脚放在地上，收缩腹肌和臀肌，背部贴紧地面。

24. 仰卧对宝宝有害么？

孕后期，由于宝宝体重的增加，导致羊水和胎盘开始压缩从身体下半部分流回心脏的大血管，将大量血液留在了腿部。这样虽然不会对宝宝产生影响，但可能会让妈妈感到头晕，想卧床休息。不过如果她持续仰卧的话，最终会减少流向宝宝的血量。

即使对于没怀孕的妇女来说，仰卧和朝左侧卧相比也会少许减少心脏的泵血量。一项最近的研究比较了孕妇和非孕妇的心脏功能，发现经过 20 周孕期以后，心脏功能会降低，所以这个时期以后最好不要仰卧太长时间。

由于这根静脉血管在身体右侧，因此朝右侧卧和仰卧区别不大。这可能就是孕妇为什么会说怀孕时朝左侧卧更舒服的原因。

　　"我觉得关键词其实是'长时间'。"巴尔的摩约翰·霍普金斯大学医学院的妇产科教授琳达·契曼斯基说。仰卧或向右侧卧一小会儿恐怕不会造成什么伤害，但如果你感到头晕的话，最好换个边。

25. 骨盆底肌练习有用么?

　　这儿有个加强骨盆底肌练习的原因：它能提高你的性生活质量。你的骨盆底肌拥抱着你骨盆里面的东西，对膀胱、阴道和直肠提供支持和帮助。助产士一直鼓励孕妇做骨盆底肌练习——我现在家里还到处贴着小红贴纸来提醒我在看电视、热饭或者刷牙的时候锻炼骨盆底肌。一般锻炼骨盆底肌的原因是能避免大小便失禁，这是很多女人在分娩之后会出现的临时状况。3%～38%的女人都会在分娩后两三个月里出现不同程度的小便失禁——通常是笑或者打喷嚏的时候少量漏出——还有6%的人觉得控制大便也有困难。最近的一份综述得出结论，女人在孕期做骨盆底肌锻炼的，要比那些不做锻炼的，在分娩后6个月里少56%的小便失禁可能性。

　　不过很少有人知道，如果你在生完孩子以后继续做这些练习，能提高你的性生活质量。在最近土耳其的一项研究中，75位在4个月内刚生完孩子的妇女被分成两组，一组教了一下如何做骨盆底肌锻炼。她们一开始先收缩肌肉 3 秒钟，然后歇 3 秒钟，然后再练两秒钟，每天练10 次，共练 15 天，然后她们练习更长时间的收缩，开始时 5 秒钟，最后达到 10 秒钟，并且增加到每天 15 次。

到了第 7 个月，那些做了骨盆底肌锻炼的妇女比那些没有做的更容易激发起"性趣"，更润滑，有更强烈的性高潮，在性生活方面更满意。骨盆底肌负责女性性高潮的有节奏的收缩，同时可以通过影响阴蒂内侧位置让女性对性接触反应更强烈。

不过，这些研究还发现，骨盆底肌锻炼并不能让生孩子变得更轻松或者降低撕裂程度。不过综合各方面利弊，这项锻炼还是非常值得努力试试的。

26. 怎么才能知道自己做的骨盆底肌锻炼是否正确呢？

有时候你以为你在做骨盆底肌锻炼，其实你做的是臀部肌肉锻炼。想搞清楚的话，一种方法是仰卧，拿一面镜子放在前面，让你自己看到阴道和肛门。吸气，放松肌肉，然后开始从背后向上收缩肌肉，感觉好像要停止小便一样——你可以看到肛门收缩，阴道和肛门之间的组织开始上升，阴道口开始关闭。"应该是优美的向上向内的运动。"伦敦产前产后理疗师玛丽亚·艾略特说。如果你看不到，那就说明你没有收缩应收缩的肌肉，你应该多试试，或者请教健康专家。

另一个方法是，用你的呼吸来调节增强骨盆底肌的收缩。"呼气的时候盆底肌肉收缩得更好，"艾略特说，"长时间的盆底肌肉锻炼结合腹肌和膈肌锻炼，像一台有力的气缸。单独收缩固然有用，但最终盆底肌肉需要和其他肌肉结合起来才更强劲。"

大部分医院建议做 5 组长时间收缩，5～10 组短时间收缩，每天 5次，随意搭配组合。艾略特则建议这些可以少做点，可以增加长一点，慢一点，靠呼吸控制的收缩。深呼吸，吸到整个胸腔。呼气的时候，先收缩盆底肌肉，然后再收缩腹肌，就好像穿上紧身牛仔裤一样。吸气的时候放松，呼气的时候收缩。艾略特建议每天做 3 组，每组 12 个，最好是躺在床上或者沙发上的时候。

虽然你可能不是每天都想得起来做骨盆底肌锻炼，但重要的是聊胜于无。所以，动起来吧！

孕
脑

27. 怀孕让人健忘么？

　　说了前半句想不起来后半句了？上了楼梯却忘了去干啥？很多孕妇觉得自己怀孕以后记性差了，不过关于"孕傻"的证据还不是很明朗。有些研究发现孕妇在一些记忆存储和提取的测验上得分较低，而另一些研究没发现任何差别。

　　一个可能性是，我们对怀孕的期望值会把孕妇的脑子搞坏，所以我们对记忆力变差更敏感些。不过，脑扫描显示，孕妇在孕后期的脑子会变小一些，直到生完宝宝 6 个月以后才会恢复原来的大小——可能是受激素影响或者胎儿汲取了太多养分。这至少提供了一点大脑变化的证据。另一方面，我们也不清楚脑子变小会对脑力有什么影响，或者对整个大脑都有作用也说不准。事实上，老鼠实验发现，大脑记忆中心——海马区在孕期会长出新的脑细胞，所以即使孕妇短时记忆有丧失，但可能会有长期的好处。

　　尽管有些研究发现"孕妇失忆症"确实存在，但不是所有的记忆都是一样的。在一项大型实验中，254 名孕妇参与了一系列记忆测试，然后在生完孩子以后 12～14 周的时候再测一次。这项测试在 48 名非孕妇身上也重复测试过一次。孕晚期的孕妇和新妈妈在语言记忆方面（记住一对词语）比较差，但是工作记忆方面（或者改变已经存在于大脑中的信息方面的能力）和脸部识别功能没有受到影响。而且，每个孕妇受到的影响也不尽相同。

　　也有可能孕妇记忆力变差，但别的方面变强。"变化只是让你变成个好妈妈。"研究组带头人加州大学尔湾分校的劳拉·格林说。雌激素特别会帮助孕妇增强母性天性，孕期雌激素高低和产后对孩子的亲密程度有很强的关联。

至少在老鼠中，怀孕和母性能提高母老鼠的方向感和对地点的记忆力，这让它们能找到更多的食物。与此同时，英国布里斯托大学的研究者发现，孕妇对害怕、生气、厌恶等面部表情的敏感度大大提高，这也许是为孩子诞生后提高警惕性做准备。

随着孕期进展，孕妇对压力的承受能力也大大提高。在实验室有个测试压力的经典方法，叫特里尔社会压力测试——模拟工作面试，可监控你的身体语言和激素水平。一项针对 150 名孕妇的实验发现，越往孕后期，孕妇感到的压力越少。和孕 21 周的孕妇及非孕妇相比，孕后期的孕妇还表现出较低的血压，较慢的心律和较低的皮质醇。

我们还不清楚这些变化是不是永久性的，以及怀孕期间其他可能的大脑变化。"很可能这些变化都是为了更好地照顾后代，比如同时做几件事，抗压力，或者对婴儿发出的信号更敏感，总而言之，妈妈们的水平越来越高。"格林说。

28. 孕期压力过大是否对宝宝有害？

如果你相信报纸上写的，那么你会认为孕期压力会增加你流产的概率，双倍死胎的可能性，可能让你的孩子患上精神分裂症、哮喘和注意力缺乏多动症（ADHD），抑制他们的感情发育，降低他们的智商。事实上，如果你在搜索引擎上同时敲入"压力"和"怀孕"，你能得到接近 7700 万个结果。光想想这些就会让你血压升高。

但在辞掉工作躺床上静养之前，你应该搞清楚，大部分的研究都是基于对动物的研究或者孕妇回忆自己的压力有多大，而不是直接的测量；抑或夹杂了比挤公共汽车去上班或者熬夜加班的压力还要大很多的经历。压力来临的时间以及你对压力的反应也相当重要。

确实有一些已知的机制可以通过心理压力伤害肚子里的宝宝。一个可能性是，压力过大的孕妇会抽烟、喝酒、偏食或者忘记做产前检查。压力还能促进某些激素的分泌，比如皮质醇，来帮助你的身体控制压力，短时间能精力提升，注意力提高。通常，皮质醇会快来快走。对于极度紧张的情况，比如失去亲人或者战乱和地震，皮质醇会保持高水平。动物研究发现，皮质醇能缩小宝宝脑子里负责记忆的区域，也会导致流产和早产。皮质醇及相关激素还能减少流向胎儿的血液，降低人体免疫力，让你更容易生病。

不过，实验室中的动物压力和孕妇压力对新生儿的影响不能同日而语。人类实验的结果更加不明朗，有些貌似发现压力有影响，有些没有。一个最大的问题是，怎么去定义压力，同时还有时间上的问题。比如说一个孕妇经历了一场地震，有些证据显示这会让她早产，但是地震只有在她孕初期的时候有影响。这些孕妇自己也觉得比那些孕中后期的孕妇更紧张，所以说你怎么去应对压力还是很重要的。简单地说，2001 年 911 事件时，那些住在靠近世贸中心的处于孕初期的孕妇的早产率比其他地方的孕妇要高。但是，对于那些在乌克兰经历了切尔诺贝利事故的孕妇来说，却没有什么影响。

"整合分析"是解决这个问题的办法，即通过结合大量独立研究结果来看平均值。东卡罗莱纳大学的希瑟·利特尔顿最近研究了 35 项关于压力和怀孕的研究，她发现那些压力过大的母亲的孩子更有可能出生体重偏低，或者出生后几周内体重偏低——不过这个影响很小。"平均来说，压力的影响，比如对婴儿出生体重，对于个体来说可能只有1%的影响。"利特尔顿说。其他99%归功于基因和其他社会及生活方面的因素。

还有考察压力对新生儿的影响的研究是直接进行的。美国巴尔的摩的约翰斯·霍普金斯大学的珍妮特·迪皮埃罗和她的同事研究了112名健康孕妇，在孕后期三次考察她们的压力水平以及记录她们宝宝的动作幅度。他们还记录了宝宝出生后2周的情况。

压力过大的母亲的孩子貌似更活跃，出生后更容易烦躁，但他们的大脑成熟测试中得分较高，也能更好地控制自己的行为。

因为皮质醇对于脑成熟来说很重要，所以可能孕期中的低度压力会增强这个过程，甚至对宝宝来说有些益处。迪皮埃罗认为孕妇应该放松，不用对日常压力太过担心，她说："孕期身心放松很好，但有证据显示有点小小的压力对宝宝的发育还有好处呢。"

29. 准爸爸也有孕吐么？

恶心、反胃、腹痛……如果你以为这些妊娠反应是女人特有的，那就大错特错了。尽管还没有任何官方机构将妊娠反应列为男人的疾患，但是有11%～50%的男人在妻子孕早期的时候确实会经历各种妊娠反应症状，称为"产翁现象"。最常见的症状包括缺乏食欲、牙疼、恶心、乏力和烦躁不安。这些症状一般会在孕期3个月的时候达到顶峰，和女人妊娠反应最厉害的时期一致。然后在孕中期减缓，最后几个月又会反复一下。

"产翁"一词最初来自法语 couver，意思是孵蛋。人们对产翁现象的存在有着各种各样的解释，比如潜意识感觉到未出世的孩子会夺去配偶的爱和关注，所以要不自觉地争取各种注意力，或者是对自己要当爸爸这个事实的各种不认可的身体表现，抑或对女人能怀孕生子的潜意识的羡慕嫉妒恨。

对产翁现象很少有研究，从现有的研究看，那些症状比较明显的准爸爸更多地参与到了配偶的怀孕和生产的准备过程中。

可能产翁现象对你来说听上去更像是心理疾病，但其实这里还有个身体方面的致病根源。一项研究发现，那些有着更高的催乳激素和较低的睾丸激素水平的男人有超过两项的症状，比如疲惫，缺乏食欲，体重增加。不过激素是如何被激发然后导致男人的妊娠症状的还是个不解之谜。

不管你是否相信产翁现象，下面这种和怀孕相关的男人疾病是应该得到所有人重视的，即产后抑郁症，预计有4%～25%的男人在产后2个月之内会受到影响，尽管发病时间和女人比起来要缓慢一些。

如果配偶患有产后抑郁症的话，男人也很有可能患上。和妈妈的产后抑郁症对宝宝有着负面影响类似，爸爸的产后抑郁也有类似的影响。

30. 为什么孕后期几周会有所谓的"伏窝"行为？

　　我在第一次怀孕的最后关头，每天烤面包、刷墙、整理女儿的衣服，还平生第一次缝被子。准妈妈总是在孕期最后一程变得非常忙碌，可能激素的变化可以解释这个现象。怀孕的大部分时间里，孕激素和雌激素相比，更占据主导地位。但由于怀孕接近尾声，雌激素水平开始上升，研究发现，雌激素上升越多的孕妇在做了妈妈以后对宝宝越亲越在意。高水平的激素催产素和催乳素也促使母性行为的发生，比如对任何宝宝的动静过于敏感，提高自己的声调，还会更多愁善感。

　　对老鼠的研究发现激素对大脑的影响可能是物理性改变的。当分娩即将来临，大脑前面和母性相关的结构会长大。这部分脑区与上瘾、奖励机制、感情处理相关，也和同情心相关，也就是和了解他人的心理相关。怀孕还刺激与学习记忆相关的新脑细胞的产生，至少在老鼠身上的改变是永久性的：增强了它们对地点的记忆力，从而提高觅食能力，并使它们面对挑战不那么焦虑。这个功能还会在反复怀孕后增加。假设人类也有这样的变化，这意味着，你有越多的孩子，你的大脑就越"妈咪"，因为你的生活重心不可避免地从自己的需求转移到孩子身上。很多妈妈承认她们从来没有停止过对孩子的担心，不管孩子长到多大。我自己也感觉到当了妈以后对危险的警惕性更强，带孩子去拥挤的地方还会出现幽闭恐惧。

　　激素催产素，一般来说被戏称为"温存元素"，其实是一种帮助和他人建立关系的激素。催产素在孕妇身上大幅提高直到宝宝出生——

还可能持续更久（尽管没人用超过 3 年的时间去测量）。那些与感情处理和奖励相关的脑区对催产素反应很强烈，高催产素往往与父母较敏感有关。

尽管这些激素的变化可能会让准妈妈在孩子出生之前就做好准备，但整个系统其实是个良性循环。当你和宝宝亲密接触的时候，催产素释放出来，所以你和宝宝花更多的时间在一起，你的母性就越来越被激发出来。

母乳喂养也会导致催产素的分泌。一项最近的研究比较了母乳喂养妈妈与配方奶喂养妈妈的催产素水平发现，母乳喂养的妈妈体内催产素更高。当妈妈听到自己的或者别的孩子哭声录音的时候，研究者发现，母乳喂养的妈妈的大脑反应要强烈一些。尽管这并不能说明母乳喂养能让你变得更敏感，但这确实说明了激素会改变母亲的行为。

31. 是否某些女人更具有母性？

如果给一个刚生完孩子的产妇做脑扫描的话，你会发现，她的负责感情处理、奖励机制和上瘾的脑区非常活跃——恰恰是你坠入爱河时候被激发的脑区。母爱和爱情看起来很不一样，但事实上在物理层面，生孩子和一见钟情的本质是一致的。

迷恋是一部分。大脑中和迷恋相关的脑区被称为纹状体，当我们相爱或者有了孩子以后，这个部分就会被激活。每个爱过的人都会清楚地记得最初的几天，你是如何不停地在脑子里回放你们之间的对话，不停地查看是否你的爱人打来过电话。妈妈和爸爸在孩子刚刚出生时的几天也有着同样的症状，比如说经常性地查看宝宝是否在呼吸，或者是否足够暖和。

不过，不是所有的妈妈对宝宝的反应都一模一样。以色列拉马特甘的巴伊兰大学的露丝·费尔德曼发现，新妈妈大致能分成两类。费尔德曼着重观察了两个脑网络：一个是与感情处理和同情心相关的脑区，另一个是负责奖励机制和上瘾的脑区。

尽管妈妈们在和宝宝交流的时候两部分网络都会被激发，但有些妈妈的奖励机制和上瘾脑区激发得更多，而另一些妈妈则是感情方面的脑区激发得更多。前者对宝宝会更加爱恋，同时对宝宝的需要非常敏感，可谓有求必应。费尔德曼把她们称为"同步妈妈"，说"她们最大的感觉就是得到奖赏、动力和满足"。

"对于那些感情相关脑区活跃的妈妈来说，最强烈的感觉是焦虑，避害，想要保护宝宝。"费尔德曼说。这种妈妈可能有着演化上的优势，总是警惕与不信任周围的环境，保护着宝宝。但同时，宝宝发送的肢体语言，比如宝宝太累了之类的信号，可能没有得到太多的关注。费尔德曼称这种妈妈为"入侵妈妈"。

还有很少见的第三种妈妈，两个大脑网络都显示出很少的活动。这种妈妈一般来说有着各种程度的产后抑郁症。

有趣的是，这些妈妈的孩子们在3岁时会显示出不同的行为特征。"他们对自己最好的朋友和他们的父母在婴儿期对待他们的方式是一样的。"费尔德曼说。

同步妈妈的孩子更关注他们朋友的需要，会更乐于分享，而"入侵妈妈"的孩子则更易烦躁，不能承受压力。与此同时，那些产后抑郁症妈妈的孩子很沉闷，社交方面的能力很差。

这项研究表明了诊断和治疗产后抑郁的重要性，同时也建议我们对妈妈的期望有时不必是一致的。费尔德曼还强调说这些本能的行为后天也可以改变。比如说，"入侵妈妈"可以学着了解宝宝发出的信号，比如想休息的时候宝宝会转过身去。"当你看到这种情况的时候，只需要耐心地等着宝宝转过头来看你。"费尔德曼说。

32. 男人当爸爸以后会变么？

当爸爸对于男人来说一般是个坏消息。长久以来，男人一直相信自己对家庭的贡献是提供给家庭足够的经济条件，而不是养孩子。不过最近的一些研究和这个传统有些不符，发现男人当了爸爸以后生理上有着巨大的变化，他们参与养孩子越多，就会越快乐。

在测量孩子诞生以后妈妈大脑变化的同时，以色列巴伊兰大学的露丝·费尔德曼还测量了男人体内催乳素的激素水平在配偶怀孕晚期的变化情况。这种激素顾名思义，是能促进乳汁产生的一种激素，但是费尔德曼发现临产前，准爸爸的催乳素也会升高。不仅如此，那些催乳素水平高的准爸爸们对自己孩子的哭声更敏感，并且反应更积极。

另一项研究中，费尔德曼测量了43位初为人父的爸爸们在宝宝6

个月时候的催乳素激素水平。她发现催乳素水平高的爸爸更多地参与宝宝的养育，更愿意鼓励孩子去探索和玩弄新玩具。听到自己宝宝哭声的时候爸爸们的催乳素水平也会飙升。

但催乳素并不是新爸爸体内唯一发生改变的激素。他们的睾丸素水平会下降，让这些爸爸更少一点气势汹汹，对家庭需要更认真对待。至少一项研究发现，睾丸素水平高的爸爸给孩子的注意力会少，另一项研究发现，睾丸素水平低的爸爸在孩子哭的时候会更多地表达同情和给予孩子必要的需求。在以前男人不忠就等于离婚的日子里，降低的睾丸素或许可以让男人在自己妻子忙着喂奶的时候不去沾花惹草。

在分娩前三周的时候，准爸爸的负责压力的激素皮质醇也会升高；而当宝宝出生的时候，爸爸们体内的雌激素会飙升。动物实验发现这会引发爸爸们的养育行为。

最后，费尔德曼还发现，"温存元素"催产素的水平在新爸爸体内也会升高，这看起来也和父性相关。催产素水平高的爸爸和催产素水平低的爸爸相比起来，与孩子玩得更多，和孩子关系更好。

女人在孕期和哺乳期自然而然会产生催产素。与女人不同，男人的催产素产生得更被动。在一项独立研究中，费尔德曼发现，爸爸的催产素水平在和孩子互动之后会迅速上升。换句话说，在育儿这方面，爸爸们是种瓜得瓜，种豆得豆。和孩子交流得越多，他们的父性就会越来越多——栽培出够快乐、够有爱的老爸。

宝宝

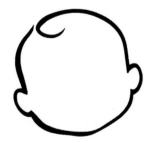

33. 宝宝什么时候才有意识？

　　我在自己怀孕期间一直在思索意识的问题。胎儿能感受外界环境，但他能感受自己的个体存在么？他能思考、做梦，或者感受疼痛么？这一切是像开关一样突然间一下子就打开了，还是一个缓慢发展的过程呢？

　　这些都是很深奥的问题，我们现在甚至对成人的意识问题都还有些模糊不清，就更别提对未出生的胎儿了，他们是我们无法描述和体会的。

　　一个关键问题是，什么时候边缘神经系统（所有那些负责运动和感受的，大脑之外的神经）会和大脑皮质（负责高层次信息处理的脑区，比如记忆、意识、注意力和语言）连接起来。"这个连接大概发生在孕期25周左右，建立了外部世界和大脑核心的关联。没有这个连接，体验周围或者弄明白外界环境都无从谈起。"瑞典斯德哥尔摩卡罗林斯卡学院的胎儿意识专家雨果·朗格克朗兹说。这也包括对痛苦的体验——尽管胎儿更早的时候就已经会对痛清楚地做出反应和避开的行为。

　　那么宝宝的大脑在这之前是怎样的呢？"孕初期尾声的时候，当你的宝宝不再看起来像条小蝌蚪，而慢慢出现人形的时候，他们的大脑回路也开始形成，大概是蚯蚓或者蜗牛的水平。"加州拉约那神经科学院的意识研究员大卫·爱德曼说。显然人类大脑会发育得比这个高级得多，但是怀孕12周的时候，胎儿大概只形成了初级的神经系统，但这足以让他们感受外界环境，产生简单的反射，不需要高级脑区的加入。

　　当怀孕17~18周的时候，胎儿身体其他部分的神经开始和大脑连接起来，让我们宝宝的意识状态大概达到蛇一类爬行动物的级别。爬行动物无疑会对外界环境有反应，比如靠视觉和嗅觉追踪个老鼠什么的，但大部分科学家不认为爬行动物具备更高级的思维能力，比如抽象思维，因为它们没有大脑皮质——大脑最外层的折叠层。不过这也没什么实际意义，因为很多鸟类，比如乌鸦和鹦鹉也不具备大脑皮质，但它们却表现出更高层次的语言能力和一些意识。

在孕期达到 19 周的时候，宝宝会对疼痛的刺激有避开的反应，比如被针扎了一下。当孕期为 23 周的时候，他们被针扎的时候还会释放出压力激素比如皮质醇、去甲肾上腺素和称为天然止痛剂的 β - 内啡肽——尽管高层脑区还尚未加入到反应通路中。如果未出生的宝宝在这个时期感受到痛苦的话，也和我们成人的感受完全不同，但依然还是疼。这就像我们要去感受受伤的动物的感觉——这根本是不可能的，因为我们的大脑连接的方式完全不同。

最后，怀孕 25 周时，重要的大脑皮质和身体其他部分的神经连接最终完成，让人具备高级功能，比如推理。不过，这时候试图用成人的意识去思考胎儿还是过于幼稚。我们不可能记得住在子宫里的样子，一个原因是，我们还没有语言文字去形容进入大脑的外界感受。很多专家认为，意识不是一个有或者无的问题，而是一个在婴幼儿期渐变的过程，就好像是渐变的灯泡一样。

未出生的宝宝在子宫里保持相对镇静是因为一方面氧含量较低，另一方面胎盘产生出一种类似于麻醉剂的化学成分。胎儿在肚子里处于睡觉和醒来的循环状态，有证据显示，他们还能学习，但只有出生以后，才能真正的第一次醒来。

34. 胎动多代表宝宝闹么？

当怀孕仅仅7周的时候，宝宝第一次动了一动。慢慢地他弯了弯身子。当16周的时候，他就具备了和新生儿类似的全方位行动能力。16周的胎儿还能打嗝、呼吸、打哈欠、用手摸脸、踢腿、吸吮手指、吞咽以及动眼睛。

尽管如此，在18周之前准妈妈依然很少能感到这些动作。有些准妈妈形容这些动作很暴力，好像坐过山车一样；有些则觉得像温柔的冒泡。可以肯定的是，你的宝宝的动作随着时间的推移只会越来越强烈，有些宝宝很在意让人察觉他们的存在。

孕中期阶段，宝宝频繁地换位置，大概每分钟就有一次，活跃时间占30%。不过，准妈妈们只能感受到宝宝活动强度的十分之一，因为其他的都被羊水缓冲掉了。怀孕20周时，宝宝大概只占了子宫空间的一半左右，所以里面有足够的地方让宝宝拳打脚踢。孕后期的时候，宝宝占去了90%的可用空间——尽管子宫也变得很大了——所以说宝宝的活动会受到相当多的限制。

当我怀大女儿玛蒂尔达23周的时候，我参加了一项核磁扫描仪的研究项目，一组来自伦敦帝国学院的研究者把她的动作都录了下来。当他们给我回放录像时，我简直惊呆了，女儿在我肚子里面练着功夫，跌爬滚打，连蹦带跳，而我只感受到轻微的冒泡。她甚至还用大拇指和食指做捏抓的动作：这个动作直到她出生后7个月才再次做出来。当她更大一点的时候，我总是被她踢疼——尤其是晚上刚吃完饭的时候。现在，她已经两岁了，几乎是我见过的最活跃的孩子了！

所以对我来说听到关于胎动和宝宝出生后活跃程度有关系的研究觉得很奇妙。2002 年，巴尔的摩约翰·霍普金斯大学的珍妮特和她的同事监视了 52 个胎儿在 24 周、30 周和 36 周的心跳和胎动，然后再观察他们 1～2 岁的生活。

他们发现，那些在妈妈肚子里很活跃的宝宝在一岁的时候遇到挫折或者被父母限制行动的时候表现出更少的困扰感，两岁的时候更能与玩具和陌生人交流。男孩女孩也略有差别。男孩在怀孕 36 周的时候很活跃的话，出生以后就会更加活跃，而女孩正相反。

在另一项独立研究中，伦敦教育学院的伊恩·圣詹姆斯·罗伯茨和普利文·梅农·约翰森询问了 20 名怀孕 37 周的准妈妈，让她们每天早上和晚上各花一个小时记录宝宝的活动。出生以后 1 周、6 周、12 周的宝宝睡眠、饮食和哭泣也都被记录下来。

尽管有的未出生的宝宝喜欢晚上猛踢，但这些行为却和宝宝出生以后的行为不吻合。不过吻合的是他们的妈妈早上经常能体会到更多细微的胎动。胎动多的宝宝出生以后哭得更多，胎动少的宝宝出生以后更平和。

一般来说，孕期越靠后，未出生宝宝的脾气秉性被观测得越准确，但其实孕早期也会有些征兆。以色列海法锡安医学中心的西蒙·德甘尼和他的同事在用超声波研究了 22 对双胞胎在怀孕 11～14 周的活动时发现，双胞胎中更活泼的那个往往在出生以后麻烦更多、更难预料、更固执、也更活跃。

35. 宝宝能感应到妈妈的情绪么?

准妈妈的情绪可以影响宝宝的胎动。很多人大概还记得《音乐之声》一开头,朱莉·安德鲁斯欢快地跳跃着,穿过高山草甸,放声高歌。日本长崎大学的筱原一之和他的同事给 10 位孕后期的准妈妈播放这个电影片段,同时用超声波监视她们肚子里的宝宝,记录其手臂、腿和躯干动作的次数。这些准妈妈还看了一个经典拳击电影《冠军》中的催人泪下的片段。看这两部电影的时候,准妈妈们带着耳机,所以她们的宝宝并没有听到任何电影台词和音乐。

当这些准妈妈观看欢愉电影的时候,她们的宝宝挥舞着双臂,而当她们观看悲剧片段的时候,胎动明显减弱。尽管这项研究只有几个准妈妈参与,但是这至少暗示了婴儿可以感应到妈妈的情绪。一种可能性是,这通过激素的传播。比如紧张或者悲伤时释放出来的肾上腺素会通过血液直接流到胎儿身体中,让胎儿感受到。

美国巴尔的摩约翰·霍普金斯大学的珍妮特也研究了胎儿如何应对妈妈的情绪变化。我第一次怀孕 26 周的时候见了珍妮特,她允许我参加了一项正在进行中的研究工作。她有个理论——妈妈和宝宝之间的纽带在出生前很久就建立起来了,其中一项就是,宝宝能感应到妈妈的情绪。我躺下来,肚子上戴着监视器用来探测我宝宝的心跳和胎动。然后观看一组分娩的录像,同时有电极夹在我的手指上用来检测我的心跳和其他反应。

首先,我看了一组很开心的镜头,新妈妈们谈论着她们的生产经历。我对即将到来的分娩,以及快要见到自己的宝宝感到温暖,也很激动。然后画面一转，展现出那些难产或者剖腹产的妈妈们痛苦的样子，几乎让我不敢直视。

有意思的是我肚子里的宝宝的反应。我们重放她的动作的时候发现，当我看那些血淋淋的镜头的时候，她的动作有明显变化：首先她停止了活动好像注意到我身体中的变化，然后她开始手舞足蹈起来。珍妮特还在分析实验结果，看看她的理论是否是正确的，不过早期的研究确实发现宝宝的反应和妈妈的情绪有关联。一般来说，妈妈们在观看生产录像的时候，宝宝们会降低心率和胎动；不过有些宝宝不同，可能由于妈妈感到了刺激，宝宝的心率会迅速升高。这些宝宝在出生以后6周的时候更容易焦躁不安。

奇妙的是，这种关系其实是双向的。胎动无意识中也会影响妈妈的行为——也许是让妈妈更加警觉胎儿的需求，为宝宝出生做好准备。珍妮特发现每次胎儿动一下，即使妈妈没有意识到，她们的心率也会提高，她们"战或逃"*的模式早已启动。虽然要想弄明白这到底是怎么回事还需要更多的研究，但珍妮特已经有了一些自己的想法。一直以来，普遍认为妈妈和宝宝的关联是单向的，但是这些实验说明了双向影响的可能性。珍妮特说："妈妈的身体影响着胎儿，同时胎儿也影响着妈妈。我觉得这是为了让妈妈能更加关注她们的宝宝。"

---

* fight or flight，指应激模式。

36. 宝宝在肚子里的时候能学些什么？

　　宝宝从妈妈体内湿乎乎地出生，像一块洁白的玉石等待着被雕琢出他自己的人生。如果这是你对宝宝出生时的想象，那以你需要重新审视一下了。新生儿其实在母体中已经形成了一定的感觉和经验。

　　宝宝出生前两个月，就已经表现得和他出生以后很相似了。尽管他90%的时间都在睡觉，但是睡眠被分为快速眼动睡眠（眼球在眼皮后面快速动来动去）和非快速眼动睡眠。出生前几个月，当他的眼睛睁开的时候他能看（子宫中偶尔有些亮光，大概沐浴着橘红色的光芒），也能听到声音。味觉和触觉也不能忽略，胎儿从妈妈的食谱中已经能品尝味道了，还能在醒着的时刻摸索妈妈温暖柔软的子宫内壁和自己的身体。

　　随着这些感觉的成熟，记忆开始产生。就声音来说，大概从怀孕22～24周开始，宝宝的耳朵能听到外界的噪声了，他们有时也许可以跳一下，来表达听到某些声音的反应。尽管大部分声音都会被妈妈的身体和羊水阻隔，但人声的频率大约在125～250赫兹时能保留得相对清楚，说明胎儿可以听到妈妈的声音，以及妈妈生活环境中的其他声音。几项研究通过往子宫中插入麦克风发现，宝宝的世界可没有那么清静。一直有着妈妈的心跳声为背景，还有血液流动的"噗噗"声，消化系统的"咕咕"声，和外部世界扭曲的声音。其中妈妈的嗓音是最嘹亮的，因为它可以通过骨头直接进入子宫。研究发现，妈妈说话的时候宝宝的心率会下降，因为她的声音有安抚的作用。

　　这也说明胎儿对声音有记忆力。如同巴甫洛夫的狗那种最为人熟知的案例，胎儿也具备几项记忆力，包括最基本的习惯——胎儿都会忽略掉不相关的持续的如洗碗机嗡嗡声的背景噪声，以及经典的条件反射——胎儿都会把母体的作用与其特别的结果联系起来。巴甫洛夫的狗被训练得把铃声和食物关联起来，最终听到铃响就开始分泌唾液期待食物到来。

证明胎儿有学习能力的最早实验是1925年由德国儿科医生阿尔布莱希特·佩普做的。他注意到在孕后期的时候，如果汽车喇叭在靠近妈妈肚皮的地方响起，那么胎儿会跳，但几声过后，就没有反应了——这是一种习惯。最近的实验发现，胎儿在怀孕22~24周的时候能够对声音产生习惯。

胎儿还能学习用音乐来放松，这可以用来在孩子出生后安抚他。一项研究发现，当准妈妈对一段20秒钟的曲子产生放松的条件反射后，宝宝出生后，他们听到这个音乐会停止哭泣，睁开眼睛，动几下，好像回到了还在肚子里听音乐时的样子。这种条件反射大概在怀孕32周后形成。

未出生的胎儿似乎还能不通过条件反射来记住平时的声音。在一项著名的实验中，贝尔法斯特女王大学的彼得·海普尔研究了一组经常看澳大利亚肥皂剧《邻居》的孕妇，当她们怀孕的时候，肚子里的孩子能听到肥皂剧主题曲。等他们出生以后几天再回放主题曲的时候，那些在肚子里听过这个曲子的宝宝静止下来，变得更警觉，心率降低，这标志着他们还记得这个曲子。而那些从没听过的宝宝没有任何反应。没有一个宝宝对不熟悉的音调有反应。

海普尔对30周的胎儿和37周的胎儿做了同样的实验，只有37周的胎儿能记住。另外，主题曲如果在宝宝出生后21天再回放，他们的记忆就好像消失了，这说明胎儿的记忆非常短暂。

荷兰马斯特里赫特大学的研究者研究了胎儿的记忆能有多久。他们发现，将一根振动棒放在孕妇肚子上的时候，总会引起宝宝踢动——起码第一次他们会感觉到。但是，宝宝很快就会习惯这种振动并且不理它。然后研究者测量了宝宝多久开始对振动再次反应，也就是宝宝多久记忆会消失。对于30周的胎儿来说，大概是10分钟，而对于34周的胎儿来说，这个记忆至少会存在4周。

尽管大部分专家都认为任何胎儿的记忆都是很基本的记忆，而且很多动物胎儿也有类似的学习能力，不过这不能说明胎儿的学习并不重要。一种理论是，这些记忆可以更好地帮助胎儿面对外面的世界，告诉他们什么是"安全的"，所以他们不需要在出生以后对任何声音都警惕，比如门铃或者电视的声音。

所有这些都暗示着你未出生的宝宝可能更容易地进入这个大世界。不用做太多，读儿歌、唱歌曲、持续做一些同样的事情，就能让你和即将出世的小家伙更加亲近一些。

37. 音乐胎教会让我的宝宝更聪明么？

对于那些有雄心壮志的父母来说，什么时候开始早教都不嫌早。被称为"莫扎特效应"的几项研究表明，向婴儿播放古典音乐能提高他们的智力水平。这个研究掀起了家长胎教热潮——在孕晚期宝宝开始胎动明显的时候向他们播放一些音乐或者自然的声音。

这个概念始于 20 世纪 80 年代，在纽约罗切斯特伊士曼音乐学院，有个叫唐纳德·舍特勒的研究者向 16 名孕妇播放了古典音乐，发现这好像和孩子诞生以后"非常有条理和有卓越的演讲能力"相关。

从那以后，好几项研究都表明，当向小孩子播放古典音乐的时候，可以增强他们的空间思维能力或者想象力（对于建筑师或者工程师很重要）。

1998 年，一项发表的研究显示，给未出生和刚出生 60 天内的老鼠听几种不同的音乐，然后让它们走迷宫，结果会有不同。那些听了莫扎特音乐的老鼠比那些听菲利普·格拉斯的现代音乐或者噪声的老鼠走迷宫时表现得更加迅速，错误更少。

这是不是对人类有同样效果还不是很清楚。人类胎儿在听音乐的时候会显示出心律和胎动的变化。他们似乎也会记得在子宫里听到的音乐和声音。（见"36.宝宝在肚子里的时候能学些什么？"）有证据显示，古典音乐对人类婴儿的影响很小。"有人声称有作用，但其实并没有任何证明其有作用的文章刊登在同行评审的科学期刊上。"贝尔法斯特女王大学的彼得·海珀说。

这也并不是说向你肚子里的宝宝播放音乐有害处。如果这能让你放松，则你的宝宝也能感受到。这还能给你的宝宝提供一个熟悉的安全感。尽管莫扎特不能让你的宝宝更聪明，但也许会有别的好处。一项研究显示，连续两天向早产婴儿播放莫扎特似乎能提高他们的体重，让他们更放松，减少能量消耗。

38. 宝宝会更像妈妈还是爸爸？

几乎所有的家长都坚信自己的孩子是世界上最棒的，不管别人怎么想。当然一般来说你也会觉得自己的另一半非常好。但也许他的有些脸部特征你并不想让孩子遗传到——还有你自己的。或者是爸爸的勾鼻子，或者是你的薄嘴唇，你可不希望宝宝是这样的。

我们总是从爸爸妈妈身上继承一些基因，但总有些东西发生改变，让宝宝变得独一无二。有些发生在宝宝诞生之前。大部分人体细胞有46条染色体（23条来自妈妈，23条来自爸爸），但是卵子和精子是例外，每个只有23条染色体。

当精子和卵子相遇时，来自妈妈的染色体和来自爸爸的染色体相互配对，然后基因相互混合，再分裂成新细胞。这意味着妈妈的一些基因和爸爸的一些基因最终体现在同一条染色体上。

这也并不是基因变化的唯一方式。当受精卵形成，基因突变在胚胎发育的时候也会发生，尽管来自爸爸妈妈的20000多个基因在宝宝身上基本上是平衡作用的，但总有少数情况，妈妈或者爸爸的那一份基因被关掉了。比如说，那些控制胎盘形成的基因大部分是被爸爸的基因控制的。

尽管大部分人明白孩子长得像爸爸和妈妈，但要真的一点一点仔细说鼻子像谁，牙齿像谁还真不容易。和单独基因控制某些疾病不同，身体特征的遗传一般是多个基因相互作用的结果——通常还和基因的作用有关。

连眼睛的颜色都比想象中的复杂。人们一直以为是一个单独的基因控制着人眼睛的颜色，棕色是显性，蓝色或绿色是隐性。这基本上是对的，但是我们现在发现有大概16个基因控制着眼睛颜色（其中一些更重要）。人们一般觉得一对蓝眼睛夫妇不可能生出一个棕眼睛的宝宝，如果发生了，肯定是妈妈不忠造成的。事实上，由于基因之间的复杂作用，有25%的可能性会导致孩子是棕色眼睛。

头发颜色也是一样复杂，但红头发是个例外。一个叫 *MCR1* 的基因似乎是控制孩子是否是红头发的关键因素，而且红头发是隐性的。这意味着如果孩子有一份红头发基因，和一份非红头发基因，他就不会有红头发（尽管他们是携带者，所以他们的孩子还可能是红头发——携带者一般有雀斑）。只有父母双方都是红头发的时候，孩子才会确定是红头发。但当一个金头发携带者和一个黑头发携带者结合在一起的话，孩子有25%的可能性是红头发。

骨骼结构的遗传，比如高颧骨或厚嘴唇方面的研究比较少，但是有几个实验室也正在研究。在冰岛的一项研究中，研究者比较了363名6~16岁的孩子和他们家长的脸部骨骼结构。虽然不是那么绝对，但是男孩更像妈妈，而女孩则受双方家长的影响。一项更早的日本研究也发现，儿子从爸爸身上继承的特征较少——尤其是鼻子——而女儿则继承了父母双方的特征。

尽管骨骼和牙齿的发育涉及更多的基因和环境因素，但这些研究意味着一些在X染色体上重要的基因决定着骨骼结构，所以儿子只能从妈妈那里继承。

39. 胎儿会做梦么?

胎儿大部分时间都在沉睡，大约30周的时候，他们的睡眠开始慢慢地变得有规律，就像成人的睡眠一样，从深度睡眠到醒来分为四个阶段。不过，有个显著的区别是，胎儿和新生儿比孩子和成人睡眠中的快速眼动睡眠阶段短很多，而这个阶段会做梦。

很显然，要想知道胎儿做什么梦是不可能的。孩子要想达到成年人做梦的复杂程度大约要到 5 岁左右。但是胎儿的生活环境有着丰富的触觉、味觉、听觉和动作，所以他们处于快速眼动睡眠阶段的时候很可能是在复习或者微调白天学到的东西。"胎儿的感官发育让他们处于学习状态，很可能他们会梦到白天的经历。"贝尔法斯特女王大学的彼得·海珀说。

快速眼动睡眠对胎儿来说也很重要。某些药物，包括抗抑郁药，会抑制快速眼动睡眠。动物实验显示，胎儿阶段打搅它们的快速眼动睡眠会导致长大以后焦虑程度上升、睡眠时呼吸不畅，以及不正常的大脑信号处理。一种解释是，快速眼动睡眠可能会帮助调节脑细胞的活跃程度，让它们处于平衡状态。

快速眼动睡眠的另一功能是训练大脑"醒来"。睡眠和清醒之间的转换需要不同的脑区协调工作，共同控制呼吸和心率，所以大脑各部分的沟通很重要。快速眼动睡眠会激发大脑的不同部分，可用于宝宝练习控制大脑，为以后脱离妈妈的血液循环系统做准备。

有趣的是，胎儿打哈欠也可能有着同样的功能。胎儿大概 11 周就开始打哈欠了，然后一直持续到出生。"打哈欠似乎不仅是张开嘴巴，还包括肌肉的拉伸。"专门研究这一现象的巴黎家庭医生奥利维尔·瓦鲁辛斯基说。胎儿和新生儿比成年人打哈欠的频率高一倍，每一个小时就要拉伸他们的嘴部肌肉一两次。打哈欠似乎还会触发休息和活动间的转换，就像快速眼动睡眠一样，包括苏醒的很多脑区都会被打哈欠这个反应激活。

40. 宝宝都是晚上更活跃么？

  很多妈妈觉得当她们晚上躺下要睡觉的时候，肚子里的宝宝就会异常活跃。研究人员也注意到这点（见"34.胎动多代表宝宝闹么？"），不过这可能只是因为妈妈们在平躺的时候更注意到这些胎动，因为宝宝会踢到不同的器官和位置。

  胎儿其实会和妈妈的生物钟协调起来，尽管没有光能进入他们的眼睛，但他们也会有白天晚上的概念。教他们什么时候睡觉什么时候吃饭其实是很重要的，这样能为他们的出生做好准备。对老鼠的研究发现孕期打乱妈妈的生物钟会导致鼠宝宝进食时间异常。有些证据表明，若早产儿的生物钟发育欠佳，则他们的成长和睡眠模式会被打乱。有些研究发现育婴室晚上关灯的早产儿要比一直亮灯的早产儿的睡眠和饮食都好一些。

  尽管这些研究还处于起步阶段，但我们能了解到，如果宝宝出生的时候就有了白天黑夜的概念，那么我们应该帮助他们巩固，在白天给他们充足的自然光，而晚上喂奶的时候尽量避免开灯。孕晚期的准妈妈们也要尽量保持正常的作息方式（见"100.怎样才能让宝宝睡整觉？"）。

41. 指纹是如何发育的?

　　10 周大的胎儿伸出手来抚摸妈妈柔软的子宫内壁。羊水在刚刚形成的小手指头和小脚趾头周围荡漾，产生漩涡，这意味着胎儿的指纹已经形成。

　　很多年来，算命的一直声称指纹和掌纹可以预测一个人的未来。他们可能比你想象得要靠谱些，因为越来越多的证据显示，指纹可以提供子宫中生活的线索，以及预测未来可能患的疾病。

　　在怀孕 3～4 个月的时候，宝宝娇嫩的皮肤将从半透明的双层结构变为和成年人一样厚实的三层皮肤。当第三层皮肤在两层皮肤间形成的时候，皮肤表面会形成扭曲和隆起的皱褶，这就是指纹的形成。

　　指纹图案大体分为斗形、簸箕形和弓形，然后还有些细微的分类。发育的早期，新形成的手指和脚趾表面突起的部分被称为掌垫，掌垫用于形成血管和结缔组织。在孕 10～15 周的时候，这些掌垫停止生长，并且被手指尖吸收，这个过程将决定手指指纹的形成。如果这些掌垫在第三层皮肤形成的时候还很厚，就会形成斗形；如果已经消失了，就会形成弓形；而介于两者之间，将形成簸箕形。这些图案一般来说是注定的，但即使是同卵双胞胎的指纹也会有差别，所以依然有些不确定因素在里面。

　　美国亚特兰大疾病控制和预防中心的亨利·克汗研究了环境因素是如何影响指纹形成的。他们研究了 658 名 1943～1947 年出生的荷兰人的指纹——其中一些人出生之前恰好是荷兰 1944～1945 年饥荒时期。他们对大拇指和小拇指的纹路数进行了统计。大部分人的大拇指纹路数比小拇指多，但是克汗发现，在夏天怀的孩子与在冬天怀的孩子相比差别更大。而当他们统计饥荒年代出生的孩子的指纹时，这种差别基本不可见。这说明异常严重的条件会改变指纹的图案。

在另一项独立研究中，克汗研究了大拇指和小拇指纹路数的区别是否能预测一个人患糖尿病的概率。他获取了 577 个人的指纹以及葡萄糖耐受性试验（糖尿病的早期标志测试）结果。克汗发现，那些测试正常的人的指纹纹路数差别要比糖尿病人的小一些。尽管还不是很清楚宝宝的生活环境是如何影响指纹图案的，但有些证据显示早期的营养条件和压力激素可能会起到作用。

拉开序幕

 妈妈加油

 哎哟

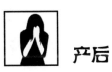 产后

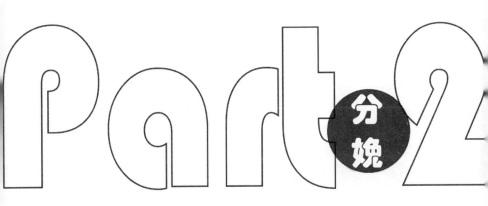

拉开序幕

42. 何时发动是谁决定的?

怀孕也许是一个女人一生中内脏最受影响的时候。怀胎十月，我们饱受激素的影响，会恶心，会疲劳，会神经质，还会健忘。我们的肚子会鼓起来，胸部会发胀，满肚子妊娠纹和大大小小的褐色斑片。当宝宝出生以后，被放在我们胸口的那一刻，又一股激素把我们再次击倒——开始母乳，开始又一轮的心情跌宕起伏。

在这些难忍不堪的日子里，我觉得最痛苦的是不能控制自己的身体——甚至不能精确地感知将要分娩的那一刻。

10 个月来我度日如年，每天看着日历，好不容易又向预产期逼近一步。预产期两周前就开始惴惴不安，直到预产期，甚至过了预产期，我竟然还没生！我感觉我被困在了牢笼里——烦躁而又无能为力。

分娩的触发依然是人体最大的谜团。多年来，人们一直以为孩子出生是因为妈妈的子宫不能再拉伸了，所以像泄了气的气球一样，把宝宝挤了出来。后来人们发现，分娩的开始是因为妈妈不能提供给孩子足够的氧气和营养来维持宝宝的成长了。最近的研究中心又有改变，控制这一切的可能既不是妈妈也不是宝宝，而是保护宝宝生活了 9 个月的凝胶状物质——胎盘。

两种激素控制着子宫收缩和宝宝出生：催产素和前列腺素。这两种激素也是生产过程中用来催产或者加速产程的。但准妈妈身体里是如何产生这两种激素的呢？

科学家花了很长时间来寻找答案。简单地说，目前最权威的理论是这样的。怀孕后不久，胎盘细胞中就有个生物钟开始计时，慢慢变得越来越响，直到不能被忽视。这个生物钟的物理表现是一种叫做 CRH 的激素，在胎盘中产生，随着孕期的深入，分泌得越来越多，直到达到一定的临界值，然后引发一系列的激素连锁反应，最终触发分娩。

首先，宝宝的大脑分泌两种激素 ACTH 和 DHEA，促进胎盘分泌出大量的雌激素。这反过来又触发了前列腺素和催产素，引起子宫收缩和阵痛。

胎盘生物钟的理论很诱人，但却不能解释所有事情。比如说，是什么使宫颈软化，又是什么将羊水打破？一个理论是免疫系统参与其中。当宝宝成熟以后，他们的肺产生出一种表面活性物质以阻止肺泡黏在一起。不过表面活性物质也会从肺中渗出，进入羊水，使免疫细胞集中到子宫。然后免疫细胞分泌出能软化宫颈的化学物质，削弱包着宝宝和羊水的薄膜，使之容易被击破。事实上，早产一般来说都和感染有关，说明这也牵涉到免疫系统，因为感染也能激活免疫系统。

不管这一切是怎么开始的，女人分娩的过程个体差异很大，包括疼痛感。有的人在第一阶段困住好几天，而有的人没几下就生出来了。还有人不能顺产而要寻求剖腹产的帮助。分娩过程非常难以预料。最好的建议就是一颗红心，两手准备。

43. 我自己能有意识地延迟分娩么？

我的第一个女儿玛蒂尔达的预产期是 8 月 31 日——英国入学的最

后一天，如果这天出生，她就会成为班里最小的一个。尽管8月份生的天才很多，但有些证据显示班里最大的孩子往往在学业上有优势，所以我整天夹紧了腿，非常希望她能晚出生一天（最后她晚出生了一周，对于头胎来说很常见）。

一直以来，普遍的观点是，准妈妈对于孩子出生的时间并没有什么控制力，但是最近的研究对这点有些质疑。耶鲁大学公共卫生学院的丽贝卡·利维和她的同事研究了美国1996～2006年的出生记录，尤其注意万圣节和情人节附近两周的出生状况。他们发现无论是顺产还是剖腹产，和前后两周相比，孩子诞生在情人节的概率高5%，而在万圣节诞生的概率低11.3%。

因为万圣节往往带有和死亡灵魂相关的负面意义，所以利维认为妈妈们潜意识里避开孩子在这一天出生。而情人节则和可爱的小天使相关联，也许会有正面意义——尽管她也不太清楚具体什么生物机制可以控制生产时间。

44. 过了预产期还没动静正常么？

千百年来，怀胎十月（十个农历月，九个阳历月）是共识，人们可以将最后一次月经周期的日期加7天后再减3个月算出预产期。这种计算方法叫"内格勒法则",是 1812 年产科医生弗朗茨·内格勒最先发布的。

听起来挺滑稽的,200 年前的方法还依然在今天用来计算预产期。当然很多医院都运用更准确的方法,通过 B 超测量怀孕 12 周的胎儿大小来确认预产期。通过比较 B 超结果和内格勒法则发现,内格勒预测的日期平均早 3 天。

不过,这只是平均值。头胎的话一般比二三胎要出生得晚。一项对白人妇女的研究发现,61%的妈妈比内格勒法则预测的日期晚 3 天(也就是和 B 超预测结果相同)。与之相对,81%的头胎都会比内格勒预测的日期平均晚出生 8 天。

孕程也和种族有关。南亚和黑人妇女比白人妇女更有可能在 39 周就分娩,她们的宝宝在发育方面和同龄的白人宝宝相比更成熟。

这一切都有医学的解释。大部分产科医生相信孕期超过 42 周的话会对妈妈和宝宝的健康都有危害,所以通常超过预产期 14 天后会对她们进行催产。他们给出的主要理由是,42 周以后死胎的概率会增加,从 1000 个胎儿中一例增加为两例。不过,如果预产期过了,对准妈妈做不必要的催产,也会带来一定的危害(见"54. 顺产真的比剖腹产好么?")。在发达国家,催产率大约为 10%到 25%,比如英国催产率是20%,美国是 22%——尽管对于这个数字是否过高依然有争论。

45. 咖喱或者别的什么能催产么?

做爱、咖喱、莓叶茶——传说中有很多东西可以催产。当孕期进入第 40 周的时候,准妈妈都急切地想见到自己的宝宝,所以愿意尝试任何能催产的东西。我有个朋友按照偏方疯狂地撮乳头,把乳头撮得很酸,晚上就临产了。我自己也尝试了同样的方法,但是一点用都没有。尽管不太相信,我还是花了 30 英镑雇了一名中国理疗师为我按摩,8小时以后,阵痛开始了。真的是按摩起作用了?还是过了预产期太久应该到时候了呢?

幸运的是,除了传闻以外,还有一些科学研究来评估这些方法是否有用。

莓叶茶

草药医生一直在使用常见的红树莓(覆盆子)的叶子催产,美国助产士调查显示,63%的助产士都会推荐用莓叶茶来催产。不过用莓叶提取物进行的动物实验或者将莓叶混入子宫肌肉的实验结果很矛盾:有的实验结果显示出莓叶可以放松肌肉;但另一些结果显示莓叶可以协调宫缩;还有些实验结果表明莓叶可以延长孕期。

即使莓叶会对子宫产生影响,但究竟喝多少才起作用并不是很清楚。一项小型研究发现,怀孕 32 周的时候每天喝两次莓叶茶的孕妇要比那些不喝的孕妇在分娩第二阶段进展得快一些。但是这些影响在统计上并不明显,也就是说也可能是随机因素造成的。

咖喱

很遗憾,并没有什么实验曾研究过咖喱对催产的作用(如果有的话我很愿意当小白鼠）。理论上讲，咖喱里的辛辣会刺激肠蠕动，然后触发肌肉让你想上厕所，可能这个过程也会传到子宫，引发分娩。

不过对于类似的蓖麻油倒是有些研究。蓖麻油从古埃及时期就开始被用来催产，直到 20 世纪 50 年代，药物 syntocinon（一种合成的催产素）面世之前，一直被产科医生推荐使用。显然蓖麻油并不好喝，甚至让人发呕——味道和口感与食用油相似。2012 年，一个以色列研究小组声称，他们的一项前瞻性的、随机的、双盲的、安慰剂对照的（其实结果差不多）研究发现，在喝蓖麻油后的 12 小时之内，孕妇临产的可能性是喝葵花籽油的孕妇的 3 倍。孕妇进入产程后，分娩第一阶段也会缩短。不过这项研究只有 80 名妇女参加，这个结果需要更多的实验来证实。到底咖喱是否有效我们还不知道，但是可能它太辣而让你腹泻，所以，还是蓖麻油保险点。其一般用量为 114 毫升（4 盎司），可以就着橙汁一起喝，不过喝之前最好先问问你的医生或者助产士。

菠萝

菠萝含有一种菠萝蛋白酶，它在理论上有助于软化宫颈——尽管它经过消化系统和血液循环之后很难讲是否还有足够的效果。好吃，但并没有任何科学证据支持菠萝可以用来催产。

乳头刺激

揉搓、按摩或者挤压乳头都会促进催产素的分泌，催产素则是引起宫缩的重要激素之一。一篇包括六项研究涉及 719 名孕妇的综述发现，对于超过预产期的孕妇来说，1/3 的人都会在刺激乳头之后的 72 小时临产，相比之下什么都不做的只有 6%。每个人刺激乳头的时间也不同，从每天 1 个小时到 3 个小时（间断性的）不等，每 10～15 分钟换一边。

尽管有些医生担心乳头刺激会过度刺激子宫，可能潜在地伤害宝宝，不过综述发现没有任何证据证实这点（尽管作者建议对于高危产妇来说，为了安全起见，还是尽量避免乳头刺激）。乳头刺激似乎还会降低产后大出血的可能性，因为过多的催产素可能会导致产妇子宫收缩得更加厉害，从而让通往胎盘的血管在产后关闭——一般给产妇注射催产素也有这种功能。

做爱

尽管你在生产前恐怕最不想做的就是房事，但很多人都告诉你精液中含有前列腺素，这有助于成熟子宫。也许这个传闻是由男人开始的，作为宝宝到达前的最后努力，但它似乎很合乎逻辑，值得进一步调查。

瑞典科学家近期对 28 名超过预产期的孕妇进行一项实验，让她们或者 3 天连续做爱并允许精液进入阴道，或者什么都不做。因为胸部刺激有独立的作用，所以两组孕妇都不允许任何胸部刺激。在这个很小的研究中发现，做爱不起任何作用，对于宝宝的位置、宫颈的软化程度，或者在未来三天中进入产程的孕妇都没有什么区别。做爱看起来不会对宝宝产生伤害，但也不会起到催产的作用。

针刺疗法

有些小型研究发现，接受针刺疗法的妇女不会因用药而早产，但因为这些孕妇知道自己是否真正接受了针刺疗法，所以可能只是安慰剂的作用。很多别的研究发现这种影响并不存在。

偏方

备受推崇的 Cochrane 协作网最近检查了两项关于偏方的催产作用实验。其中一项的实验结果发现孕妇从孕 36 周开始每天两次服用由黑升麻、山金车、红毛七、白头翁和胡蔓草混合而成的药剂的话，进入产程平均需要花 5.1 小时，而服用安慰剂的平均要 8.5 小时，并且遭受更少的并发症困扰——尽管综述作者说，这项研究太小，还无法得出任何明确的结论。另一项研究发现那些羊水提前破裂的孕妇每小时服用一次红毛七，平均进入宫缩的时间有 13 小时，而服用安慰剂的孕妇需要 13.4 小时——差别小得可以忽略不计。

46."膜分离"有什么用?

　　如果你已经过了预产期还没动静，则可能有的妇产科医生会推荐你去做个"膜分离"。这个过程可并不舒服，医生或者助产士要把手指头伸进你的宫颈，然后试图拉伸宫颈让包着宝宝的那层膜和宫颈分离。这个过程理论上可以让你分泌前列腺素从而软化宫颈，加速分娩。

　　助产士是否能成功取决于你宫颈的状态。在怀孕40~41周，有些准妈妈已经开始开指，而另一些则一点软化的苗头都没有，让助产士也束手无策。

　　关于"膜分离"有着大量的研究，但结论很不明朗。正因为如此，Cochrane协作网试图通过综合所有能找到的研究得出一个结论。总的来说，膜分离会增加你在未来48小时分娩的概率，但并不能保证一定会分娩。8个做膜分离的准妈妈中只有1个可以避免药物催产，所以你是不是那个幸运的少数还很难说。在怀孕38~40周做膜分离也能少量地减少你超过预产期的可能性。

　　膜分离的过程很不舒服，可能出血或者有痛苦的宫缩但最终没能导致分娩。一项研究发现，膜分离过程中有70%的孕妇报告不适，1/3有重度疼痛。因为这个原因，综述作者认为健康孕妇在没有超过预产期时做膜分离没有必要。

47. 催产是否意味着顺产的可能性不高了?

准妈妈经过健康的孕期,快乐开心地期待着和宝宝的第一次见面。当预产期过了以后,往往挫折感和焦躁感随之而来;当过了孕期 41 周之后,新的恐怖降临:催产的威胁。

自然分娩支持者有时会警告准妈妈说,催产会让宫缩更疼,更加难以对付,意味着你可能更需要无痛麻药,或者最终面临剖腹产或者要靠医疗设备(产钳)辅助。另外,因为催产属于医疗过程,你宝宝的心率会一直被监测,所以在分娩过程中准妈妈更加难以移动。

大多数证据显示,很多恐慌是没必要的。医疗催产一般在准妈妈进入孕期 41~42 周的时候会推荐使用,有些药物可以配合使用。第一步一般是打前列腺素帮助软化宫颈,使它更容易打开。如果不行的话,一根塑料管会插入手背,滴入 syntocinon——人工版本的催产激素,可以调节宫缩。

有些研究发现,那些使用催产手段的孕妇比那些自然进入分娩的孕妇更有可能更快地要求打无痛麻药,这说明宫缩可能更难控制一些。不过,也有可能因为催产的过程中,医生全程监护,更有可能提供无痛分娩麻药,而不是单纯提供止疼药。

那么关于催产能提高最终紧急剖腹产概率的说法是真是假呢?这个传言非常广泛,2009 年美国卫生保健研究和质量监督局(ACRQ,提供医生建议的组织)决定仔细研究这个问题。尽管有些研究声称催产可能会提高剖腹产概率,但这些研究认为被催产的孕妇和自然进入产程的孕妇相似。这看起来有道理，但大多数催产的孕妇都是过了预产期的，所以最好是和那些同样过了预产期但是没有催产的孕妇相比较。这些孕妇可能自然地进入分娩，可能她们也需要被催产。自然等待也有问题——比如宝宝过重过大，最终可能还是导致剖腹产。

经过对 76 项研究的仔细回顾，ACRQ 发现那些催产的孕妇事实上比那些等待自然分娩的孕妇最终实施剖腹产的概率要低 20%。她们的宝宝也更不容易在羊水中拉屎，这往往是过度成熟的表现，并且增加了呼吸困难的概率。另外两个 10 年内发表的更大的综述研究也得出类似结论。

孕妇除了担心催产会增加使用无痛分娩的概率外，还要担心催产会增加辅助医疗器械的使用概率（比如产钳或者吸引器）。一项对 19 项研究的综述发现，对孕期 37～40 周催产的孕妇来说，使用辅助医疗器械分娩的可能性略有增加。但是这个区别在怀孕 40～41 周的孕妇身上就消失了。这个结论很重要，因为大部分担心被催产的孕妇都是后者。要记住，如果你已经过了预产期，你不催产的话，你的宝宝会持续增长，到时候会很难出来。同理，对那些产程长而慢的孕妇来说，催产素点滴也很有效。总体上讲，这会缩短产程，并且最终避免剖腹产或者借助医疗器械生产。

我的建议是，尽管催产可能会使你想让助产士在家里帮忙分娩的美梦破碎，但是如果你已超过预产期两周，则最好还是听医生的话。这样你才有可能最终自然顺产，而这对你和宝宝来说都是最安全的。

48. 摇我的手脚会让胎儿转身么?

到了孕后期，90%的胎儿都会头朝下，其中2/3的胎儿会脸朝内侧（面向妈妈脊柱）——这是顺产的最佳位置。不过，有几个小顽固可能脸朝前，这会让分娩痛苦一些，甚至还有头朝上的胎儿，最终会需要剖腹产才能出生。

因为头部是人体最重的部分，所以有人可能告诉你手和膝盖着地，重力可以帮助宝宝转过来。但不幸的是，并没有什么证据显示这是有效的。最近 Cochrane 协作网的一篇对三项研究进行的综述表明，尽管每天手和膝盖着地 10 分钟能让宝宝在短期内转过头来，但是他们不会维持太久。另外有研究显示，尽管宝宝会根据妈妈的姿势而改变位置——比如妈妈睡觉的时候宝宝的身体会和妈妈的身体协调起来——但他们过后就会恢复原来的姿态。

不过准妈妈也不能轻易放弃手膝着地的姿势：Cochrane 协作网的综述中指出，这种姿势能有效缓解分娩过程中的腰疼。

助产士也可以尝试使用一些所谓的外倒转术（ECV）来反转宝宝，在她们的推动下，试图让宝宝做个前滚翻。这种技术对于头胎来说，成功率大概是 35% 到 57%，对二胎或者后面的孩子，成功率可达 52% 到 84%，所以值得一试。

49. 羊水破了以后我还能泡澡么？

　　在温水中沐浴能有效缓解生产初期的疼痛，但有传闻说当你羊水破了以后，泡澡就会变得很危险，因为洗澡水里的细菌可能会流入子宫危害宝宝。这个谣言听起来和水中分娩的顾虑相关，曾几何时，水中分娩也被认为可能会造成感染。

　　事实上，瑞士科学家比较了羊水破了以后妈妈的感染概率，他们发现泡不泡澡没有什么影响。

　　另外几项研究也发现，水中分娩的妈妈和宝宝们也没有增加感染的概率。事实上，尽管水中分娩的时候水经常被粪便等污染，但很多产科医生认为这可能可以保护新生儿免于患病和过敏（见 54. "顺产真的比剖腹产好么？"）。

妈妈加油

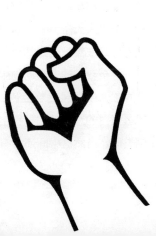

50. 为什么人类分娩那么费劲?

看动物世界里狗狗或者马生宝宝是那么的容易,它们的孩子好像就是滑出来的,没有一点痛苦,一点不像人类那样哇哇大叫。我第一次怀孕的时候,特别喜欢一本书上说,因为动物分娩没有痛苦的感觉,所以人类只要消除了恐惧的话也会一样。而当我生了孩子之后,就觉得这个理论对女人太不公平,因为这意味着如果孕妇要求止痛的话就意味着失败。学术研究找到了女人和动物生孩子很多不同的原因——没有哪个和消除恐惧相关。

在宏伟的历史长河中,人类只存在了短短的一瞬间。尽管第一个哺乳动物在1亿年前就出现了,那个时候恐龙还在地球上游荡;但人的祖先直立行走开始于300万年前。这个从四条腿到两条腿的过程会让骨盆变窄,不过从那以后,我们的骨盆大小变化不大,但是人类的大脑尺寸增长了四倍。"人类分娩是一个需要跑和需要思考之间的困难妥协,"伦敦切尔西和威斯敏斯特医院产科教授菲利普·斯蒂尔说,"我们是用双足直立行走的动物,但是我们有着特别大的大脑。"

绵羊或者老鼠的子宫和人类子宫比起来就好像纸一样薄,因此它们的幼崽进入大千世界不受什么阻碍。相反,人类的子宫虽然有着强健的肌肉,却依然需要好几个小时的收缩才能将胎儿推出来。

甚至我们的近亲动物生孩子也显得很容易。想象一个煮熟的鸡蛋一分为二,蛋白包裹着蛋黄。如果大猩猩宝宝的头和蛋黄大小一样的话,那么蛋白的大小就和猩猩宝宝的头通过妈妈的骨盆所占有的空间的大小相类似。当然这中间还会有肌肉和软组织,但是没有骨头阻挡。

怀孕中 150件需要科学对待的小事·第六日译丛

现在设想将一个高尔夫球放进蛋形孔中：它完全卡在那里。这就是人类胎儿头的尺寸和妈妈骨盆的比例。这些多长出来的大脑部分塑造了我们的个性，形成了我们的计划和社交能力，同时也使得分娩的过程变得困难。我们演化过程中也做了适应，比如人类头骨在挤压过程中会部分重叠（有些顺产的宝宝会出现锥形头就是这个原因），但是依然很困难。

51. 为什么婴儿出生以后不能自理?

同样的道理也能解释为什么婴儿出生后那么不能自理。人类孕期大约持续 40 周，和大猩猩、黑猩猩类似，但是人类出生的时候却更不成熟。人类婴儿直到一岁才开始走路，人类新生儿大脑也只有成人的四分之一，而大猩猩和黑猩猩新生儿的大脑大约是成年猩猩的一半。这大概是因为我们的头不能太大否则通不过骨盆。"有个冷笑话说如果人类诞生的时候要和大猩猩一样成熟的话，人类的孕期要延长到 17 个月，"斯蒂尔说，"想象一下产前门诊得有多少抱怨吧。"

人类婴儿在出生的时候还要扭转一下身子，也就是说他们通常头冲妈妈背部出生——而猩猩们的宝宝是脸朝上出生的。这个现象可能每个人类社会的助产士都有过研究。尽管当猩猩妈妈看到自己孩子出生的时候可以帮它们清理嘴里和鼻子里的脏东西，或者打开绕在它们脖子上的脐带，但单独分娩对于人类来说基本是不现实的。

52. 世界上曾经诞生的最大婴儿有多大？

根据吉尼斯世界纪录记载，世界上曾经诞生的最大婴儿是个男孩，重 10.8 千克，长 76 厘米。差不多是婴儿平均重量 3.4 千克的 3 倍，比平均身长要长 25 厘米。这个孩子的妈妈是个巨人，叫安娜贝茨，高 2.27 米。婴儿于 1879 年 1 月 19 日诞生于美国俄亥俄州塞维利亚。可悲的是婴儿诞生 11 个小时后夭折。

父母尺寸正常的最重婴儿也是个男孩，重 10.2 千克，1955 年诞生于意大利阿韦尔萨，母亲是卡密丽娜·费德勒。最近的 2009 年，一位印尼妇女剖腹产生下一个重达 8.7 千克的男婴。妈妈患有糖尿病，所以在宝宝发育过程中她的血液中过多的糖分可能导致宝宝营养过剩。

最小的婴儿是阿米莉亚·桑嘉·泰勒，诞生于佛罗里达，出生时只有 283 克，尽管出生的时候只有孕期 21 周 6 天，极度早产，但还是幸存下来。

生孩子最多的妇女是费奥多尔·瓦斯莱特，她一生共产下 69 个孩子。她生于 1707 年，俄国人，怀孕 27 次，生了 16 次双胞胎，7 次三胞胎，4 次四胞胎，40 岁去世。

53. 有什么能预测产程长短么?

当我怀第一胎的时候，别人和我说应该去听听我妈妈的分娩过程，就知道自己大概什么样了。我妈妈说她生我的时候花了整整 9 个小时才把我迎到这个世界。所以当我周一凌晨一点开始宫缩的时候，我自动调好表，满心期待我的宝宝将在中午的时候被我抱在怀里。

24 小时之后，我还在医院里，医生说尽管我的宫缩在过去 6 个小时里每 3 分钟一次，但是宫颈只开了三指，我还没有进入产程。直到周二晚上 7 点半，我的女儿才姗姗来迟——比我预计的晚了 32.5 小时。

平均来说，第一次当妈妈时，产程大约是 13 到 17 个小时，可分为三个阶段。第一阶段是当宫颈开始软化开指，差不多能让宝宝的头通过，头胎大概要花 12~14 个小时（尽管第一阶段还能细分出一个宫缩开始但指未开的延迟阶段，和慢慢开指的活跃阶段）。第二阶段是"推动"阶段，大约花 1~2 个小时。然后第三阶段要排出胎盘，大约 1 个小时。再次怀孕要比头胎快得多——大概第一阶段 6~8 小时，第二阶段 5~60 分钟。

有几样东西会影响准妈妈的产程长短。对于第一阶段来说，那些宝宝头部还没顶到宫颈口（也叫入盆）的可能会进入延迟阶段。奇怪的是，已经是五个孩子的妈妈也有类似反应。可能因为她们的子宫变得很弱，更缺乏力气把宝宝推出来（尽管第二阶段还是很快）。糖尿病的妈妈第一阶段产程也会很长，尽管原因不明。

还有些别的因素会减慢第二阶段的进程。一个很明显的因素就是宝宝的大小。越大的宝宝越容易被卡住，所以要花更长的时间。你的骨盆大小也很关键，不过光臀部大也不一定说明生得快，形状也很重要。一般来说，加勒比黑人妇女的产道更小，当她们的宝宝超过预产期之后会很难生出来。所以这导致她们的孕期会相对短一些。

有个说法是脚的大小可以用来预测产程是否轻松。1988 年，苏格兰研究者研究了 563 名头胎妈妈的身高、鞋子号码和分娩过程。他们发现，女人鞋子的大小和是否会被剖腹产，是否会被催产，以及产程长短没有什么关系。不过，对于身高来说，他们发现，那些矮于 1.6 米的妈妈更容易最终剖腹产，因为她们宝宝的头通不过产道。尽管如此，80%的 1.6 米以下的妈妈还是顺产下宝宝。

还有一个因素是宝宝进入产道的位置，这能决定是否他会被卡住。宝宝的头面向妈妈肚子的话，需要进行更多的扭转，所以也就更难生出来。

不幸的是这些因素都很难被调控，个体差异也非常大。但你还是能做点什么来增加顺产概率的。有些实验发现，那些分娩前 24 小时内吃好喝好休息好的产妇比那些又累又饿的产妇要顺利一些。所以保持体力，多喝水，多在产程前段睡觉（如果可能的话），这些力量最终会帮你渡过难关。

54. 顺产真的比剖腹产好么？

我们的媒体长期抨击那些选择剖腹产而不是自然的方式分娩的妈妈

们。在英国，给她们赋予的标签是"太娇贵"，基本的假设是那些选择剖腹产的妈妈们不是为了省事，就是因为她们太害怕疼痛。

这种假设不仅仅伤害了由于各种各样的正当理由不得不剖腹产的妈妈，而且很大程度上来讲是错误的。剖腹产确实在很多国家有逐年增长的趋势，现在在英国，大约 1/4 的分娩要采用剖腹产（在美国是 31.8%），没有什么证据显示这是出于非医疗因素考虑的。在一项对 32082 例英国剖腹产的听证中发现，大约只有 7% 的剖腹产是出于妈妈们的要求的，而且即使如此也不清楚是否妈妈们本来就有着医疗需要，或者以前曾经经历过剖腹产。当询问那些头胎孕妇的时候，只有 3.3% 的准妈妈愿意使用剖腹产。

尽管很多准妈妈没有被鼓励使用剖腹产，但越来越多的医生们认为如果她们非常倾向于剖腹产的话应该给她们选择的权利。2011 年，英国国家健康与临床中心（NICE）给予指导称即使没有医疗原因，所有的妇女也都应该有获得剖腹产的权利。主要的原因是随着技术的提高，剖腹产变得更安全——特别是在计划完善而不是作为应急程序启动的情况下。

事实上关于自然分娩和剖腹产的利弊有很多传闻和误解，让我们看一看各方面的证据。

自然分娩会让性生活变得困难

很多孕妇担心她们的性生活是否能在产后顺利恢复正常。更糟的是 24% 的妇产科医生和 45.5% 的泌尿科医生说她们或者他们的太太会选择剖腹产，主要原因是自然分娩会导致相关性尿失禁的风险增高，同时，性功能障碍增加近 60% 也是一个原因。但其实妇产科医生和泌尿科医生在行医的过程中更容易记住那些难产或者最差的情形。只有 4.4% 的助产士说她们会选择剖腹产——这说明大部分女性在分娩时并没有出现特别的情况，而且过后恢复得很好。

短期来说，无论你使用怎样的分娩方式，生孩子确实会对你的性生活有影响（见"72. 产后性欲降低正常么？"）。大约有 86% 的产妇在分娩后头几个月称性生活有问题，大部分情况是这些产妇在分娩过程中借助了医疗器械（包括产钳或吸引器），或者产生了撕裂。这些产妇还在产后 8 周感到阴道和肛门之间的区域有疼痛感，性生活受影响最长能达 1 年时间。即使是非常小的撕裂或者侧切（一种故意的切割方式协助分娩），也可以导致性欲降低，使前 3 个月的性生活有点不舒服。

当比较自然分娩和剖腹产的时候，结论并不明确。尽管自然分娩会少量增加盆底肌肉和阴道连接神经损坏的风险，但一项大型的比较剖腹产和无并发症自然分娩的研究发现，18% 的剖腹产产妇在分娩后 3 个月依然会觉得性生活有疼痛感，而只有 10% 的自然分娩产妇有同样的感觉。剖腹产的过程中要切割肚子和子宫壁，所以伤口疼痛是很正常的。但如果你做了剖腹产，一般来说 1 个月后就能恢复正常的性生活。

好消息是，一年以后，大部分产妇都能完全恢复——无论是采取什么方式生宝宝的。当 524 名荷兰产妇在产后一年被询问性生活的时候，大部分都说她们对性生活表示满意，与采取何种分娩方式没有关系。

自然分娩会增加尿失禁的风险

关于自然分娩最大的担心莫过于会增加不方便的可能性。确实，剖腹产的产妇和自然分娩的产妇相比，尿失禁的风险比较小，但是也没有绝对的保证。这是因为盆底肌肉在早孕期间受激素影响变得比较薄弱。剖腹产的伤疤也会对膀胱产生压力，造成压力性尿失禁（比如你咳嗽、打喷嚏或者锻炼的时候有少量尿溢出）。

对尿失禁的风险估测和什么时候问这个问题，还有如何问这个问题有关，当一组加拿大研究者整合 18 项相关研究的时候，他们发现分娩后 3 个月到 2 年间，压力性尿失禁的风险在自然分娩的孕妇中大约是 16%～22%，而在剖腹产孕妇中是 10%。这意味着，你需要进行 10～15 例剖腹产才能阻止 1 例压力性尿失禁。他们仔细研究了尿失禁最严重的例子，在两组产妇中并没有特别大的差别。

分娩

剖腹产恢复时间久

产妇们经常听说剖腹产会增加感染，产后抑郁，将来不育，以及导致更长的住院时间。但是，英国国家健康和临床中心最近审核了历史文献而得出结论，很多关于这些说法的证据的质量都不够高。对于这些风险的估计还必须考虑到剖腹产产妇在分娩后 3 个月对分娩的描述和感觉。

剖腹产确实会导致住院时间更长，但也不会太长：一般来说自然分娩 1～2 天，而剖腹产平均 3～4 天。如果剖腹产产妇并不感到痛苦，没有并发症，一切健康如意，那以英国国家健康和临床中心的建议是她们可以在 24 小时以后就回家了。

尽管剖腹产过后需要更多的时间恢复到怀孕前的状态，但很多自然产的产妇也需要时间来恢复。在一项对 1000 名美国产妇产后 1 周做的调查中发现，65% 的自然分娩产妇说她们已经恢复了跑步、重量练习和其他剧烈运动，而剖腹产产妇只有 45% 达到同一水平；同时 90% 的自然分娩产妇可以提重物包括从超市买的东西，而能做到这些的剖腹产产妇只有 80%。

剖腹产算是一种大型腹部手术，因此增加了例如感染、血栓或出血并发症的风险，但可以采取很多措施来降低风险。研究发现，在做剖腹产手术之前，使用抗生素的话会降低感染风险，同时还要检测血栓风险。产妇要细心对待伤口，每天淋浴或者泡澡后，应轻轻拭干伤口，同时警惕任何感染迹象，比如疼痛增加，或者任何分泌物，红肿，任何伤口开裂的信号。类似的方法也同样适用于自然分娩中有撕裂的产妇，因为她们也同样有着感染的风险。

意大利研究人员比较了计划剖腹产的产妇，紧急剖腹产的产妇，以及自然分娩的产妇，发现她们之间的感染或者大出血概率没有很大的差别——那些需要仪器协助分娩的自然分娩孕妇和撕裂很严重的孕妇除外。

剖腹产后和宝宝建立亲子关系会更难

这个观点可以追溯到 2006 年法国产科医生米歇尔·奥德特的一个演讲。她警告说剖腹产和催产方式会打乱催产素的自然生成，也同时会影响妈妈和宝宝的亲子关系的建立。抛开催产药物之一就是合成的催产素，以及剖腹产产妇一般在手术之前也会分泌大量催产素（导致宫缩）不提，有很少的证据表明，出生时缺乏催产素会对亲子关系的建立有着长期的影响。

1986 年的一项研究发现，剖腹产产妇在产后 1 周的时候比自然分娩产妇照顾孩子的时间少一些，不过作者也承认这也许是由于疲劳和身体不适的缘故，而且他们并没有在几周甚至几个月以后再次核查。

类似地，2008 年发表的一项研究指出，剖腹产产妇相比较自然分娩产妇来说对宝宝哭声反应更小，不过这项研究中仅含有 12 个产妇，而且用的是那些和同情心以及奖励机制相关的脑图像来解读，而不是直接测量激素变化或者观察每天妈妈和宝宝相处的情景。

我们知道催产素在孕后期分泌，在哺乳的时候以及抱着宝宝哄着宝宝的时候也会分泌出来，所以在分娩之后会分泌很多催产素。"尤其是宝宝如果是母乳喂养，母亲的大脑会分泌很多催产素来促进建立亲子关系，无论她是否得到过合成催产素或者经历过剖腹产。"加州克莱蒙特研究大学催产素专家和《道德分子》（*Moral Molecule*）的作者保罗·扎克这样说道。

尽管科学上很难测量，但有些研究至少间接揭示早期的肌肤接触能帮助建立亲子关系。比如说，比较 32 个出生后 30 分钟内就接触或吸吮奶头的宝宝和 25 个出生 8 小时以后才接触乳房的宝宝，研究者发现，早期肌肤接触的妈妈们和其他妈妈相比在后来 4 天内会花更多的时间照顾宝宝，在哺乳的时候和宝宝说话，并且哺乳期间压力激素水平降低。

其实有些指导性建议可以让你把剖腹产变得更像自然分娩，同时促进亲子关系的建立。最近英国国家健康和临床中心建议剖腹产产妇应该被允许在手术室播放音乐，灯光放暗，减少噪音，于是她们的宝宝最早听到的声音会是妈妈的声音——甚至帘子放低，这样她们能看到自己的宝宝出生的一幕。如果没有并发症，如果她们要求，应当提供给她们与宝宝早期肌肤接触的机会，因为这也能提高母乳喂养的成功概率。

剖腹产增加母乳喂养难度

多项研究发现剖腹产产妇比自然分娩产妇的母乳喂养率低。这是怎么回事呢？一个原因是，剖腹产产妇一般比自然分娩产妇要晚一些将宝宝放在胸前。妈妈和宝宝经历剖腹产后一般要监测几个小时，在很多医院，妈妈和宝宝要放置在不同的房间，这说明妈妈没有机会马上哺乳宝宝，从而和宝宝建立亲子关系。

意大利研究者最近比较了自然分娩产妇、计划剖腹产产妇和紧急剖腹产产妇的母乳模式。在出院的时候，有88%的自然分娩产妇实现了全母乳喂养，而剖腹产产妇的母乳喂养率则是73%～74%。当进一步研究宝宝们出生多久之后才实现第一次喂母乳时，他们发现，剖腹产出生的婴儿要10～13小时以后才第一次喂母乳，而自然分娩的婴儿只要3个小时。很多研究者认为这种延迟干扰了宝宝出生以后困倦之前自然地寻找乳头和出生后马上吮吸的欲望。这种延迟还会影响母乳的分泌，让母乳喂养变得很艰难。

不过，医院现在慢慢明白剖腹产的妈妈们也很需要孩子出生以后马上和宝宝亲密接触了（见"83. 肌肤接触真能安抚宝宝么？"）。尤其对于计划剖腹产来说，妈妈们在手术期间能保持清醒。在一项美国旧金山综合医院的近期研究中，得益于医疗团队的鼓励，在宝宝出生90分钟内就和宝宝有肌肤接触的剖腹产产妇比例从20%增加至68%，这也提高了母乳喂养率。那些在出生后90分钟内没有和妈妈肌肤接触的宝宝当中，在接下来的几天里74%的宝宝需要额外的婴儿奶粉，而那些90分钟内有肌肤接触的宝宝里只有30%需要额外的婴儿奶粉。

"由于医院的制度原因，肌肤接触一度被认为在剖腹产过后是很难实现的，"研究带头人克里斯蒂娜·洪说，"不过准妈妈应当主动要求，这至少对我个人来说是会坚持的。"

剖腹产的产妇在头几天可能要额外的帮助来抱起宝宝并且放在正确的位置上喂奶，很多母乳喂养专家推荐侧卧的姿势，或者抱足球的姿势（宝宝抱在胳膊下面，腿在背后）来保护伤口。妈妈们还可以用倾斜的姿势来喂母乳，让宝宝躺在她们身上。

剖腹产生出来的宝宝不健康

某些情形下，剖腹产出生的婴儿几乎肯定更健康一些。比如说，如果宝宝是臀位分娩的话，自然分娩时死亡或者严重受伤的可能性有5%，而剖腹产的话只有1.6%。不过，剖腹产的婴儿在出生后有更多的呼吸问题的风险——尽管这个风险在怀孕39周以后肺部发育更成熟时大幅度降低。他们也较可能需要在出生后抢救，而自然分娩的婴儿则轻微增加脑出血的风险。总体来说，对于剖腹产出生的婴儿和自然分娩出生的婴儿，短期生存概率没有什么差别。

那么对于长期健康呢？一些研究发现，剖腹产诞生的婴儿在长大以后患哮喘和过敏的风险大一些。一个英国研究小组最近综合了23项相关研究得出结论，剖腹产会增加大约20%的小儿哮喘概率。这说明如果100个大众人群孩子里面有9个患有哮喘的话，那么100个剖腹产孩子里面就有11个患有哮喘。一个对26项研究的综述也得出类似的结论，他们发现，剖腹产儿童更易患花粉过敏症，而且食物过敏的风险也提高30%。

不过，这并不能说明剖腹产导致哮喘等症状。比如，那些出生体重很轻的早产儿患哮喘的风险也很大，同时他们很可能是剖腹产出生的。母乳喂养被认为可给宝宝提供抵抗哮喘和过敏的保护物质，而剖腹产妈妈们母乳喂养的概率比较小。

不过自然分娩的宝宝确实在一个方面有小小的优势。分娩是个很脏乱的过程，新生儿在出生的时候一般都会接触并吞下很多细菌，这并不会造成疾病，因为他们在母体里已经获得了抵抗细菌的众多抗体。这些细菌会经过婴儿的消化系统，并且保护他们免受感染和可能的过敏症状。

相对而言，剖腹产的宝宝从没有得到过这样的细菌。不过，他们可能通过助产士的手或者包裹的毛巾得到这些细菌。这些宝宝被证实和自然分娩的宝宝获得的菌群是不同的，这也有可能是他们更易患哮喘或过敏的原因。

这个问题可以得到解决，但解决方法不太适合洁癖妈妈们：一些产科医生建议在孩子出生后立即擦拭妈妈的阴道，然后抹在婴儿的嘴巴上。和你的医生商量商量，这可能是最好的做法！

55. 在家生产比在医院生产风险高么？

2010年，一项由美国缅因州医学中心的约瑟夫·瓦克斯和他的同事进行的研究占据了大西洋两岸的报纸头条。他们发现，虽然在家分娩的产妇患并发症少，但她们的婴儿死亡风险增加两倍。

甚至在它刊登的科学杂志内部，该研究也引起了强烈的争议，其他研究人员强烈要求撤回结论的信件纷纷而至。瓦克斯做出回应，指出那些低风险产妇是因为训练有素的助产士的照顾，计划好的家中分娩实际上可以减少婴儿死亡。换句话说，在家中分娩是安全的，只要是适合的产妇，由受过适当训练的人照顾。不幸的是，那些选择在家中分娩的产妇往往背负着不负责任的坏名声。

如今，在英国，大约50个产妇中有一个在家中分娩，而美国则是200个中才有一个。原因之一是美国妇产科医师学会仍然对家中分娩有异议，理由是缺乏证据来证明其安全性。而英国皇家助产士学院（RCM）和皇家妇产科学院（RCOG）都支持低风险孕妇在家中分娩。

瓦克斯2010年的研究是家中分娩中最大的研究成果之一，所以值得仔细研究其结论。这个研究其实是个综述，总结了12个独立的研究，分析了在美国、英国、加拿大、澳大利亚和几个欧洲国家的总共342056个计划家中分娩和207551个计划在医院分娩的个例。

和你预计的类似，家中分娩会得到更少的医疗干预，包括无痛分娩术、宝宝的电子心率检测、剖腹产、医疗器械辅助和侧切（在阴道上切口帮助宝宝出生），因为这些在家中很难操作。尽管如此，和在医院分娩的产妇相比，在家中分娩的妈妈们最终较少感染、撕裂、大出血。这并不是说家中分娩对产妇更好：这些研究包括了现在的许多妈妈，如果她们在第一次分娩的时候出现复杂情况，后面她们会更倾向于选择在医院分娩，另外怀的宝宝比较大的妈妈（可能撕裂得更严重）也会更倾向于在医院分娩。类似地，对那些在家中分娩的宝宝来说，他们很少有早产儿、低体重或者需要呼吸机帮助的情况——这些情况下，宝宝会被视为高危，需要在医院分娩。

那么，众多报纸关注的两倍死亡率又是怎么回事呢？如果你仔细看出生时的死亡率的话，在家分娩和在医院分娩的宝宝区别不大——所以并不是说宝宝没有被救活。问题是出生后28天内的死亡率，在家出生的宝宝比在医院出生的多一倍。即使如此，概率还是很低：每16500个家庭分娩出生的宝宝中有32个死亡，医院出生的宝宝的比率是33302个中有32个。不过，不是瓦克斯分析的所有的研究结果都记录着出生死亡率，而且死亡率太低会让结论不容易得出。另外，瓦克斯的研究没有把那些家中分娩但不是由持证助产士接生的个例去除，如果去除之后，则家中分娩和医院分娩的死亡率就没有什么差别了。宝宝很安全，不管他们在哪儿出生。

2008年，一项独立发表出来的研究计算了英国1994年到2003年间在家出生的孩子的死亡率，发现在家分娩总体上来讲是安全的，不会提高妈妈和胎儿的死亡率（如果说有什么不同，只不过是，在家出生的死亡率还略低点），但是妈妈出现并发症需要被转移到医院的概率增加了。这项研究也登上了报纸头条（有些说这个研究证明了在家分娩安全，另一些则声称这是在家分娩危险的证据），但是研究结论很难解释——有可能因为那些"妈妈被转移到医院"的定义不太准确，因为还包括了那些本来计划在家分娩，但最终在临产之前改了主意的（有可能是由于某些并发症）。

最终来说，没有人真的知道家中分娩比医院分娩危险多少，因为必要的研究还没有进行。这意味着你应该警惕好心的朋友、亲戚和陌生人的建议，无论他们认为哪种方式是比较危险的。

有几点你应该考虑一下

● 介于9%～37%的产妇在分娩过程中还是要从家中转移到医院。最常见的原因是产程过慢，或者需要止痛手段比如无痛分娩术——另外如果是头胎的话，转移很常见。更严重的情况下，产妇可能因为大出血，或者对胎儿健康担忧，或者宝宝出生后需要紧急护理而转移到医院，这些情况下，耽误时间可能会造成严重后果。那么你住的离医院有多远，紧急情况下转移到医院需要多久？

● 如果有提前预知的身体问题或者曾经有过分娩过程中的并发症，在家里分娩风险会提高，所以医生如果建议在医院分娩，最好听他们的话。

● 分娩很难预测，尤其是头胎。最好对止痛方案保持理性的心态，记住，如果你在家里分娩但是需要无痛分娩手段的话，转移到医院要花更多的时间。

56. 走路或者下蹲会加速分娩么？

　　女人生孩子的形象一直是这样的：她仰面躺着，双腿岔开，痛苦地尖叫……事实上，这和分娩过程前期完全不同。越来越多的孕妇被建议保持竖直状态越久越好，甚至出去走一走，重力会帮助宝宝的头入盆，能产生对宫颈的压力，促进开指。

　　所以最终你的样子是，在助产士的搀扶下在医院的走廊里一圈一圈地走，虽然你真的很想躺在床上。你也许听到过躺着可能引发医疗干预，造成恶性循环，从被给予药物刺激宫缩的强度开始，最终结局是你的宝宝被产钳夹出来或者你被推进手术室进行紧急剖腹产。

　　一些研究发现，孕妇站立的时候宫缩强度要比躺下大，所以人们认为站立会让孕妇产程缩短。尽管这也没错，但是效果其实并不很强烈。一个对 21 项研究涉及 3706 名孕妇的调查发现，平均来说，站立的孕妇比躺着的孕妇的分娩第一阶段要短 1 个小时（头胎第一阶段平均要花12～14 小时）。一直站着的孕妇也更少要求无痛分娩，尽管对于其他止痛方法没有什么区别。

　　同时也没有什么证据显示，躺着生孩子的孕妇更不可能顺产：无并发症自然分娩概率和借助器械帮助概率（运用产钳或吸引器）相似，尽管剖腹产概率对于一直站着的孕妇来说略低一些，但是差别非常小，很可能是偶然造成的。

　　进一步分析发现，走路其实也不比坐着或者跪立在床上好多少——其实只是躺着有差别。作者的结论是，应该鼓励孕妇处于任何舒服的竖直姿势，避免长时间躺着。

一旦进入产程第二阶段，宝宝的头进入产道以后，蹲姿可能会加速一点——尽管你的腿部肌肉是否足够强到可以一直维持这个姿势还是个问题。一篇对 20 项研究的综述指出，平均来说，产程第二阶段（通常持续 1～2 小时）中，那些处于直立或者蹲姿的产妇要比躺着的产妇快 4 分半钟——尽管很多研究的质量比较差。保持站立的产妇有较少的侧切（用来增加阴道的宽度）概率，不过这是以增加了阴道和背部直接的撕裂为代价的。

57. 我要使劲么？

另一个对分娩的误解就是以为只是使劲——尤其是最新的建议指出，最终的力气应当留到最后一分钟，能看到宝宝的头以后最好。

很多医生和助产士都觉得当宫颈口打开到足够宝宝的头通过了就开始使劲的话会分娩更快——尤其是当产妇用上了无痛分娩术，自己不知道什么时候应该使劲的时候。但是，这种观点最近被新的证据所推翻，最新的建议是最好先放松，让宝宝慢慢进入产道，当宝宝的头可见的时候再使劲。

一个美国小组想要得到这个问题的答案，最近审核了 7 个临床实验，比较了那些使用了无痛分娩术的，即刻使劲与延迟使劲的产妇。他们发现，要产妇在使劲之前等 2 个小时，让宝宝有时间下来以后再使劲会增加自然分娩的概率。英国助产士最近建议，让那些使用了无痛分娩术的产妇等待 1 个小时，让宝宝的头降下来，这表明人们开始采取这方面的建议。

尽管少有研究，但是同样的原则也适用于那些没有使用无痛分娩术的产妇。一项实验发现，在宫颈完全软化之后最多 90 分钟再延迟使劲，令产妇使劲的时间缩短，也没有让整个产程时间增加。换句话说，你会生得同样快，但更省力。

58. 从愈合的角度讲，侧切还是撕裂更好？

爱尔兰的脱口秀演员达拉·奥布莱恩讲过一个和他妻子一同上产课的故事。他说他们的老师在分析如何在侧切还是撕裂之间做决定的时候这样讲："很显然，你应当选择自然的方法。除此之外，撕裂比侧切愈合得要快。"几天后他和他的朋友讲这个经历，朋友说："当然，这大家都知道。"

我也听说撕裂要好一些，所以当我折腾了一个半小时后宝宝还是生不出来，助产士转过头来说"我觉得应该侧切了"的时候，我吓坏了。我的反应是深呼吸，然后再用尽全力要把宝宝推出来。这一下，最终导致了二度撕裂，继而感染，花了很长时间才愈合。所以到底是侧切还是撕裂这个问题一直到现在还困扰着我。不过可以猜想到，答案也依旧不明朗。

在 20 世纪 70 年代，外阴切开术（在阴道和背部通道之间的会阴肌肉组织上切开一个口子）非常普遍，目的是保护肛门括约肌的肌肉，达到控制大便和加速分娩的目的。问题是，这导致伤口愈合的时候给许多妈妈带来不必要的痛苦和不适。此外，外阴切开术并不总是有效，因为有些产妇还是会撕裂。

如今的趋势是，尽量自然解决，实在需要或者宝宝有危险，或者要上产钳了再侧切。"可以诚实地讲，我还没见过任何一个助产士或者妇产科大夫在不必要的情况下实施侧切，"伦敦切尔西和威斯敏斯特医院产科教授菲利普·斯蒂尔说，"不幸的是，除了通过宝宝的大小和会阴的紧张度来推断，还没有直接的医学方法来预测肛门括约肌的损伤程度。"

外阴切开术的好处在于，如果切口不是在会阴正中而是有一定角度的话，可以避免伤到肛门肌肉。

对于康复来说，奥布莱恩的老师说的并不太离谱，因为一般来说撕开的伤口好得也快。剖腹产的时候，很多外科医生会用手术刀切开皮肤和结缔组织，在子宫肌肉上切开一个小口，然后顺着切口撕开组织。"这种沿着自然纹路撕开的方法能让愈合更容易。"斯蒂尔说。

会阴组织自然撕裂的问题在于，那条自然纹路一般会竖直延伸下去——如果撕裂太大的话——会直接伤害肛门。这样恢复起来会比侧切更不舒服，因为侧切的话你坐下的时候不会让伤口吃劲，但在少数情况下，严重伤害的风险也会增加。

59. 会阴按摩管用么?

为了防止撕裂，我在孕期最后几周的每天早上都会认真地用橄榄油擦拭阴道后壁。因为没人教我到底应该怎么做，所以我只是凭着感觉做得很简单：我把注意力放在放松盆底肌肉上，还有拉伸我想象中当女儿降临的时候会被拉伸的组织。会阴按摩既不凝重，也不轻松。那么，到底值得么？

Cochrane 协作网最近审核了四项关于会阴按摩的研究。这些研究比较了那些从怀孕 35 周开始每周进行一两次会阴按摩的孕妇和那些什么都不做的孕妇。尽管会阴按摩不会对撕裂程度产生什么影响，但是即使撕裂也不怎么需要缝针——尤其对那些头次分娩的妈妈来说。区别其实不大：虽然 15 个进行会阴按摩的产妇中只有一个最终不需要缝针，但聊胜于无。这些妈妈们也更少需要进行侧切。每周一两次按摩就足够了，再多也没有什么用处。

不幸的是，会阴按摩不会降低产妇使用器械（比如产钳）协助分娩的概率，也不会降低小便失禁概率，或者对产后性生活满意度有任何影响。如果你决定进行会阴按摩，如下几点要谨记。

- 找个舒服的姿势，比如躺在床上双腿外翻，或者单脚站在浴室或卫生间里。
- 用不加香料的自然油，比如橄榄油，葵花籽油，或者甜杏仁油，将一根或者两根大拇指伸进阴道中。
- 然后，用力按后壁，大拇指前后 U 字形移动，同时放松肌肉。
- 每次按摩 5 分钟，循序渐进可以试着按得更重一点。

60. 我怎样才能预防撕裂？

可悲的事实是，85%的产妇顺产的时候都会经历不同程度的撕裂。轻微的比如阴道和阴唇附近皮肤的破损，几天就可以痊愈；严重的四度撕裂可能导致从阴道到背部肌肉的翻开。幸运的是，四度撕裂很少见，只会影响到 3%～4%的产妇。但对于头次分娩的妈妈来说撕裂很正常，尤其是当你的宝宝很大的时候，宝宝处于难产的位置，或者使用了产钳的时候。

有没有办法避免或者减少撕裂所带来的痛苦呢？Cochrane 协作网最近审查了几种助产士用来减少撕裂风险的不同方法，包括会阴按摩、热敷、会阴施压或者控制宝宝头部生长的速度。

最有效的方法是在分娩第二阶段，用力的时候进行会阴热敷 。这种方法可以降低严重撕裂的可能性，帮助缓解痛苦，减少尿失禁的可能性。

水下分娩貌似可以减少产妇需要侧切的可能性，但是严重撕裂的风险没有变化。

61. 延缓剪脐带对我的宝宝有好处么?

　　一个自豪的新爸爸手里握着剪刀，准备剪脐带。他应当马上就剪，还是应该让这条连接妈妈和宝宝9个月的纽带再维持几分钟呢?

　　当宝宝顺利降生开始呼吸空气的时候，脐带变得多余。胎盘一系列的收缩很快停止了血流，胎盘开始脱离子宫壁，随着宝宝一起进入这个更大的世界。

　　在很多欧美国家，助产士迅速地钳住脐带然后剪掉。但是胎盘里有大量宝宝的血，有人说这些血应当再让它流两三分钟到宝宝身体里，然后再剪掉脐带。这样做能提高新生儿血量大约32%。

　　有人说这些多余的血不一定对宝宝有益处：宝宝们需要比成人更长的时间来处理破旧的红血细胞，这可能导致积聚的一种称为胆红素的黄色色素，变得有毒性，导致黄疸。不过，缺铁也是宝宝头几个月里比较常见的问题，在出生的时候多一点血有助于缓解缺铁。在欧洲，3%～7%的小孩缺铁，这对他们的大脑发育有负面影响。

　　最近几项研究都支持在剪断脐带的时候多等几分钟。一项近日的大型研究中，瑞典专家比较了400多名宝宝的出生记录。他们在出生后的十几秒到3分钟的时间内剪断脐带。4个月之后，那些较晚时剪断脐带的宝宝血中含铁高，较少可能患缺铁性贫血。两组比较黄疸率差别不大。

　　另一项Cochrane协作网独立进行的对11项研究的综述发现，那些晚一点钳住脐带的宝宝的铁含量比较高，但同时需要治疗黄疸的概率也增加（需要把他们放在毯子底下，沐浴在灯光下来降解黄疸）了。作者得出结论，当治疗黄疸的条件充足的时候，晚一点剪断脐带是可行的。

哎哟

62. 哪个更疼：分娩，还是剁腿？

　　分娩到底有多疼？这个问题在孕妇怀孕期间总会被问起，如果你有意不想去考虑这个问题的话，我建议你跳过这章。

　　个人来说，我觉得我没有过任何能和分娩的疼相提并论的经历——无论是疼痛的程度还是疼痛的类型：它不像头痛的阵痛，严重扭伤脚踝的扭痛，或严重烧伤的灼痛。这种疼的经历每个产妇也不同。尽管每个产妇在宫缩的时候都会经历下腹痛，但有的是连续下腹痛或者其他部位的疼。疼的程度也不同。疼也分好几种原因：宫缩肌肉疼，拉伸的疼或者撕裂的疼，或者骨盆关节压迫疼。

　　产前课的老师有种倾向，试图掩盖分娩的疼痛。这是不正确的做法，至少有一项研究显示当产妇经历的分娩痛超出自己期待的时候她会感觉更疼。最近的一项对 324 名孕妇的研究发现，尽管只有 36% 的人预计会在分娩的时候非常疼痛，但有 65% 的人则称经历了超乎寻常的疼痛。如果产妇不能得到正确的信息，不能正确地预计分娩的情况，则对于她们来说就不能做出正确使用止痛方法的决定。

　　那么能指望男人理解生孩子的痛苦么？答案是：有可能。早在1981 年，加拿大麦吉尔大学的疼痛研究者罗纳德·麦扎克和他的同事对141 名产妇的分娩痛进行评估，将其和其他类型的疼痛进行比较，比如背疼、非晚期癌症疼或者牙疼。他们用的是被称为麦吉尔疼痛表，有20 组 78 个形容词描述不同方面的疼。产妇和病人们要求圈出那些能描述他们疼痛感觉的词：比如跳动的、闪烁的、击中的、切割的或者划破的。每个词都要给出一个数字得分，然后累加起来，得到每种疼痛的基

分娩

本感觉。

　　麦扎克也让那些宫缩间隔小于 5 分钟，开指两三指的产妇来填这个表。多达 33%的产妇用如下词语形容她们的疼痛：尖锐的痛、痉挛痛、跳痛、刺痛、热痛、击中的痛和沉重的痛。强烈和紧凑也被广泛使用，超过 80%的产妇形容她们的疼痛是累人的或者让人疲劳的。

　　同一小组的一项后期研究发现，60%的头胎妈妈形容宫缩疼为"不能忍受的、忍无可忍的、极度痛苦的"。

　　研究者还发现个体之间对疼痛总分评价的差异非常大。有痛经的产妇似乎会更糟糕——可能是因为她们的身体过度分泌前列腺素，这种激素同时有助于引发宫缩。头胎妈妈比起多次生育的妈妈也似乎经历更严重的疼痛，那些上过产前课，尤其是学习过如何通过呼吸来放松的产妇的疼痛指数明显比较低。另一些研究也发现，头胎妈妈觉得更疼，尤其是在分娩早期阶段，当子宫和宫颈被拉伸的时候。可能这些区域对于多次生育的妈妈来说产生的疼痛信号要少一些。

　　那么分娩疼痛和别的疼痛相比呢？当麦扎克将产妇与和其他病痛奋战的病人相比较的时候，发现分娩痛比非晚期癌症、背疼、牙疼和关节炎都疼。但是也有更疼的：另一项研究发现，截肢或称为灼痛的一种罕见疾病带来的痛——病患会感觉胳膊和腿在不断地燃烧和疼痛——要比分娩痛更糟糕一些。

63. 激素会减缓分娩痛么?

　　自然分娩的鼓吹者坚持说，分娩的时候人体能产生自然的止痛剂。某种程度上讲，他们是对的: 宫缩引发一些激素的分泌，比如 β-内啡肽，可以像吗啡一样结合并阻断大脑中的神经受体。β-内啡肽的分泌在接受了无痛分娩术的产妇体内就比较少，因为她们的身体不再急需止痛剂。

　　以色列研究者最近发现，妇女的疼痛忍耐程度在分娩过程中慢慢增强，可能就是 β-内啡肽的功劳。他们用了一种叫测痛计的仪器来测量40 名孕妇产前和产后的疼痛阈值。测痛计可以在人体柔软的地方施加持续压力来测量出感到疼痛的阈值。女人一旦经历过分娩，疼痛阈值就大幅度提高，尤其对那些孕期超过 40 周的女人来说。为什么超过 40周孕期的妇女忍痛能力会提高还不是很清楚，尽管白鼠实验发现忍痛能力既是在分娩时增加的，也是从孕期到分娩那天逐步增加的。

　　在另一项独立研究中，丹麦研究者也发现，妇女疼痛阈值会在孕后期增加。分娩痛指数对于那些近期经历过骨盆痛的孕妇来说也相对较低——可能是因为身体的自然止痛机制启动了。

　　分娩也会引发"战斗或逃跑激素"——肾上腺素和去甲肾上腺素的分泌。这两种激素一般认为是坏激素，因为它们会降低宫缩的程度，当然也会止痛。一种进化论的观点解释道，我们为什么在分娩的时候分泌令产程减缓的激素是因为它们让产妇能有更多的时间寻找安全的地方来生孩子。

　　和 β-内啡肽相似，肾上腺素和去甲肾上腺素在产妇使用了止痛方法以后会降低，但这并不是个坏事情，因为产妇使用了无痛分娩之后希望产程能加快。不过，因为恐惧也会增加肾上腺素的分泌，所以最好同时要尝试深呼吸和放松。

最后，另一些研究发现，缺乏家庭支持的话会增加产妇的疼痛感。那些早上生孩子的产妇感受到的疼痛感往往比夜间生孩子的要小，这可能是白天各种激素水平的自然变化所导致的。所以如果可以，分娩前尽量晚上休息好，更多得到老公的拥抱，然后好好期待吧。

64. 为什么女人还会再生？

你听过多少次这种说法："当你怀抱自己孩子的时候，你会忘记所有经历的痛苦。"

虽然说马上就全部忘掉分娩的痛苦有点夸张，但是这种记忆确实是随着时间而消失的——至少对于那些生孩子比较顺利的女人来说。那些分娩两个月后依然描述生孩子过程比较负面的女人再生孩子的可能性更低，或者比那些生孩子顺利的女人花更长的时间来恢复。

最近的一项研究中，瑞典科学家让生孩子后 2 个月、1 年和 5 年的女人用 1～7 分来评估分娩的痛苦。那些分娩后 2 个月觉得分娩比较顺利的女人对痛苦的记忆随着时间推移会减弱，而那些对分娩有负面印象的女人对疼痛的评价并没有随着时间的推移而降低。重要的是，产妇经历的分娩痛的多少和她们评估分娩是正面经历还是负面经历并没有多大关系。事实上，另外的因素起着更重要的作用，比如她们从医生和助产士那里得到了多少支持和帮助。

另外还有身体的机制导致分娩会左右我们的记忆。在孕后期和分娩过程中会分泌大量的催产素，这会改变记忆的形成。尽管没有人研究过这种激素对分娩的记忆的直接影响，但有其他的研究让人们吸入催产素进行记忆测试，研究发现，催产素会降低人们记忆字词或者图片的能力，而动物实验也发现，催产素可以影响记忆巩固和检索。如果这是真的，则说明与怀孕相关的健忘症有个好处：帮助产妇忘掉分娩的痛苦。

65. 催眠或者其他疗法能降低分娩痛吗？

尽管在西方国家进行剖腹产的数目一直在增加，但按摩分娩、分娩池分娩和催眠分娩等自然分娩方法都越来越流行了。麻烦的是，因为这些疗法都从来没有真正被测试过，所以很难知道它们是真的有效还是只是心理作用。

由于这个原因，精于审核多项临床高质量研究，帮助人们做健康方面决定的国际组织 Cochrane 协作网最近审核了所有以往的将不同止痛方法用于分娩的研究（共 310 项）。这些方法包括成熟的医疗手段，比如无痛分娩术、无菌水注射、催眠和按摩。

评审了所有的方法之后，它们被分成了三个类别：管用的、也许管用的和缺乏足够证据做决定的。那些肯定管用的方法包括：无痛分娩手段，比如硬膜外麻醉，没有什么非药物方法能做到这点。水下分娩、放松、针刺、按摩属于"也许管用"类。大多数情况下，只有一项高质量临床研究能用来做决定，但这些方法和什么都不做比起来，确实对缓解痛苦和改善分娩经历有帮助。

而催眠、无菌水注射、芳香疗法、电刺激、生物反馈，以及哌替啶之类的阿片类药物，Cochrane 协作网认为没有足够的证据来确定它们是否有效。这并不是说那些方法不管用，只是没有什么高质量的研究来证明它们有用。

让我们分别具体看看这些缓解痛苦的方法。

水下分娩

水下分娩一度被视为时尚，而现在在很多国家都将分娩池作为标准产房配置，尤其在英国，3/4 的医院都提供分娩池。支持者认为，温水能缓解宫缩的痛苦，降低撕裂的风险，帮助产妇控制分娩进程。但是，也有顾虑产妇会过热或过冷，还有宝宝生下来的时候被感染的风险很大，或者在水下出生会淹死。大多数情况下，用分娩池的产妇在分娩的时候其实是走出水池的，所以很多顾虑是多余的——研究也发现，没有确凿的证据证明产妇在水中分娩会提高任何并发症的风险。

当 Cochrane 协作网对 12 项研究进行审核综述的时候，他们对温水中分娩产生的影响的结论是：尽管最终剖腹产和借助医疗器械分娩（比如产钳或者吸引器）的概率，和宝宝健康、产妇阴道撕裂的风险并没有改变，但水下分娩能有效降低产妇痛苦，让她们对分娩经历更满意。

经皮神经电刺激（TENS）

经皮神经电刺激机器有个小盒子，能通过电极传导低强度电刺激到皮肤上，一般连到下身，产生一种麻麻的感觉。没有人知道电刺激是怎么回事，但是一种理论是，电脉冲刺激脊柱神经可以阻断疼痛的感觉。电刺激也可能分散注意力，让产妇可以更好地对付宫缩。

大量临床试验想要研究究竟电刺激是否能有效减缓分娩痛，但是尽管有几个实验发现有效果，但是大部分都没有找到确凿的证据。因为这个原因，给医生们以指导意见的英国国家健康与临床学院最近声明，并不建议使用电刺激来减缓分娩时的痛苦。Cochrane 协作网也审核了 17项相关研究，得出的结论是电刺激对产妇缓解痛苦和提高满意度没有什么作用。

按摩

如果你参加过产前课，那么可能老师会教你几招按摩技巧用于帮助分娩。一个比较常见的方法是，你的配偶用手腕或者大拇指紧紧按摩脊柱底部，这会减轻宫缩的痛苦。还有肩部或者背部按摩可能让你在分娩的时候放松。当 Cochrane 组织审核 6 项对按摩缓解分娩痛苦的研究时，他们发现按摩在一定程度上可以降低分娩第一阶段的痛苦，但后面就没什么效果了。

针刺和指压按摩

能缓解分娩痛苦的针刺穴位一般是在手上、脚上和耳朵上——尽管对针刺作用的科学解释还不清楚。

Cochrane 对 13 项研究进行综合发现，针刺和指压按摩可以降低分娩疼痛度以及提高产妇满意程度。针刺和指压按摩也可降低医疗器具（产钳和吸引器）的使用率，尽量避免剖腹产。尽管这听起来挺令人振奋，但是 13 项研究中只有 3 项衡量了医疗器具的使用，只有一项对120 名产妇的研究包括了剖腹产的概率。各种对缓解分娩痛苦的研究也存在分歧，所以很难判断针刺的有效程度。其他的评论也得到类似的结论，因此还需要更多的研究才能定论。

分娩

催眠

催眠分娩是一种自我催眠的形式，你可以训练自己放松，然后假想自己在另外的地方，比如一个美丽的花园里，或者想象一个调节开关，你能自己调节自己身体的感觉。产妇还会学习一些呼吸技巧来让自己平静下来，帮助使劲，鼓励使用替代词，比如用"压力"代替疼，用"波动"代替宫缩。其主要的目的是减轻压力和恐惧，希望分娩可以进行得更自然，即使被催眠，产妇还是能完全控制和清楚自己的情况。

我自己也试图催眠自己，我感觉这可以减轻我分娩前面阶段的焦虑，但我不确定它对我分娩本身有帮助。当太过痛苦的时候，我实在无法忍受，被迫把循环播放了几百次的"拥抱每次温和的分娩波"的MP3扔到了海绵垫上。

Cochrane 协作网上的一篇对五项研究的综述发现，催眠产妇减少了使用药物止痛，增多了自然分娩，但产妇对分娩止痛方法或者分娩过程的满意程度和没经过催眠的产妇比起来没有什么差别。

放松和瑜伽

尽管和催眠有些类似，但类似渐进式肌肉放松和瑜伽的放松方法看起来还是有些效果。一个对 7 项研究的综述发现，放松方法可以减轻分娩痛苦，增加产妇对止痛方法和分娩过程的综合满意度。

芳香疗法

Cochrane 协作网审核了两项高质量的对芳香疗法在分娩过程中控制疼痛作用的研究。这些研究比较了芳香疗法和安慰剂或不用任何疗法的分娩过程，发现产妇的分娩疼痛程度，或产妇选择自然分娩或者剖腹产的可能性都没有什么差别。不同组的产妇使用其他药物也没有什么差别。

66. 硬膜外麻醉会对我或者宝宝有害么?

　　大多数医生和助产士都同意,迄今为止,最有效的减弱分娩痛的方法就是硬膜外麻醉法。那些屈服于笨拙针头的产妇也会从一股一股持续几小时的无尽头的痛苦中被解放出来。然而,有关硬膜外麻醉对妈妈和婴儿的安全疑虑依然存在。有些人担心它可能会增加剖腹产或使用产钳的风险,或使产妇更容易产生撕裂。还有人担心药物会影响婴儿,以某种方式伤害婴儿。

　　有的产妇也觉得要求硬膜外麻醉是一种失败的表现,因为这意味着她们无法忍受痛苦。我有个朋友告诉我,如果她要求硬膜外麻醉的话,在产前课上都不敢直视别的孕妇的眼睛,尽管事实上,统计上讲,她们中很多人也会要求硬膜外麻醉的。在英国,大约 20% 的产妇要求硬膜外麻醉,而在美国则高达 58%。

　　分娩是你所经历的最痛苦的事情之一（见"62. 哪个更疼:分娩,还是剁腿?"）,但是产妇之间的个体差异以及同一产妇每次分娩的差异都很大。有些产妇分娩的时候无疑没有特别的疼,而有些却需要药物帮助。如果你从来没生过孩子,你也不可能知道自己的身体如何反应,所以最好开明一点,可以接受所有选择。

　　最近一项对产妇在分娩前的分娩计划的研究发现,尽管超过半数的产妇在产前表示会尽量避免使用硬膜外麻醉,但最终 65% 的产妇还是要求了。而且,90% 的使用了硬膜外麻醉的产妇都表示对她们的决定非常满意。

怀孕中 150 件需要科学对待的小事 · 第六日译丛

分娩

硬膜外麻醉是将一根管子插入脊柱下部，接近那些传递下身疼痛感觉到大脑的神经。这听起来可能挺可怕，但它并没有你想象的痛苦（尤其是当你已经进入分娩进程后）。抑制这些疼痛信号的药物会泵入脊柱，令分娩痛迅速缓解。因为药物是局部注射，所以是不会进入宝宝体内的。

以前使用硬膜外麻醉意味着你平躺在床上，无法移动你的下身，而现代医药意味着——尽管你不太可能到处乱跑——你还是可能做出不同的分娩姿势，比如分娩第二阶段的时候手膝着地用力推出你的宝宝。产妇还可以自己控制一个手控泵根据自己的感觉来调节麻药计量。

不过有些风险依旧存在，比如有时候硬膜外麻醉可能不太管用，产妇血压突然降低，或者意外刺穿坚固的脊髓包膜引发头疼。产妇也会丧失膀胱的感觉功能，所以一般也会插入导尿管。

和怀孕分娩相关的其他研究类似，比较硬膜外麻醉和不用任何麻药的研究没有得出同一的结论，这取决于研究的对象和具体问题的不同而不同。Cochrane 协作网最近审核了 23 篇相关研究，试图得到一些关于硬膜外麻醉风险和好处的结论。他们发现，硬膜外麻醉不会增加剖腹产的概率，也不会延长分娩第一阶段产程，导致长期背疼，或者对宝宝有任何负面影响。但是，第二阶段产程被延长了一些（平均大约 13 分钟），产妇更会需要催产素来提高宫缩力度，同时使用医疗器械辅助分娩（产钳或者吸引器）的可能性增加了 42%。

因为使用医疗器械辅助的概率本身就很低（只有 4% 的分娩借助产钳，8% 的借助吸引器），所以其实也并没有太糟糕。我联系了综述的作者，要他们计算一下多少个注射了硬膜外麻醉的产妇中有一个使用医疗器械分娩。答案是大约 20 个。

尽管如此，你可能还是会有点担心，因为借助医疗器械的风险和撕裂或侧切的风险相关。但使用硬膜外麻醉的产妇中需要医疗器械帮助的即使更多一点，也不代表硬膜外麻醉就是罪魁祸首。那些已经使用硬膜外麻醉的产妇可能本身就更需要借助外界力量来帮忙，因为她们的阴道区域已经麻木了。

另一项独立研究审查了造成肛门括约肌严重伤害的重要风险因素，发现其无论与硬膜外麻醉还是与使用加快产程的催产素都没有任何关联。

对于宝宝的危害，Cochrane 协作网的综述发现其实使用硬膜外麻醉妈妈的新生儿表现出更少的痛苦（根据血液 pH 值下降即酸中毒）——尽管更严重的情形没有什么区别。对于使用了硬膜外麻醉的妈妈的婴儿和没有使用任何药物的妈妈的婴儿，无论是需要进入重症监护病房的婴儿数，或者是婴儿的阿普加评分（一项关于宝宝刚出生时看起来多健康的指数）都没有什么差别。

67. 氮氧化物或者哌替啶能
缓解疼痛么？

除了硬膜外麻醉，最常见的分娩用止痛药物就是氮氧化物和哌替啶。氮氧化物的作用原理不是阻断疼痛信号的传导，而是让你不被疼痛干扰。它是最常用的分娩止痛剂，一般用来帮助缓解宫缩痛，但是吸入过多可能会让你觉得头重脚轻或者恶心。好消息是，药物的作用会很快失效，也不会影响到宝宝。一项最近的综述得出的结论是，和吸入安慰剂药物相比，吸入氮氧化物会让产妇在分娩第一阶段经历更少的极度痛苦，这说明氮氧化物是管用的。

而关于哌替啶是否能缓解分娩痛苦的研究还没有定论。哌替啶从20世纪50年代开始被助产士使用，虽然和强大的止痛剂吗啡有关系，但是效力要小很多。哌替啶用于肌内注射，和氮氧化物或者硬膜外麻醉不同，它能通过胎盘让宝宝困乏，导致他们更不容易开始吸吮，更慢地接受母乳喂养。尽管在分娩中使用哌替啶一般认为是安全的，但大剂量哌替啶还是会干扰宝宝的呼吸和肌肉运动。哌替啶也会导致妈妈困倦、恶心以及眩晕。

同一篇综述中对哌替啶的研究发现，没有足够的证据证明哌替啶对分娩的止痛作用比安慰剂强多少。这结论多少看起来有点不太可信，因为这种药物用了相当长的时间，39%～56%的美国产科医院都在使用，但几乎没有什么高质量研究说明哌替啶真的管用。那些已经进行过的实验得到的结论很不明朗，有的说没作用，有的说有一些作用。

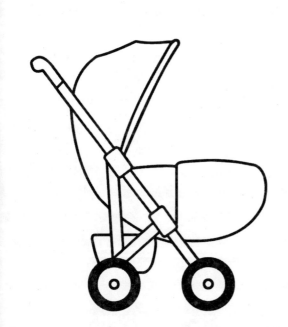

产后

68. 产后抑郁是怎么产生的?

　　有点讽刺意味的是,本该是女人一生中最开心最激动人心的时候,却有可能会跌入绝望的低谷。大约13%的新妈妈会经历产后抑郁症,70%的会经历短期的抑郁,比如非常伤心、情绪波动、焦虑、失眠和易怒。我记得我生下女儿以后感到无法控制情绪,对我老公每周出去几个小时(即使女儿熟睡的时候)的行为感到非常愤怒。几个同时生孩子的朋友后来也承认说,刚生完孩子以后确实感到非常抑郁——尽管还会装作很坚强。幸运的是,我们都很顺利地走出来了,但只有当我们开始下一轮的怀孕生子,我们才愿意敞开心扉谈论第一次经历的不快。

　　然而,只有1/4的产妇在发生产后抑郁以后寻求专业的帮助。不采取任何措施可能会对产妇与孩子建立亲密关系以及她们自己的身心健康造成灾难性的后果。抑郁母亲的孩子往往更加孤僻,那些已经历了产后抑郁症痛苦的产妇在未来5年内再经历另一次抑郁症的可能性也更高。

　　那么跌宕起伏的情绪变化究竟是怎么回事呢?毫无疑问,激素是罪魁祸首。在分娩后3～4天里,体内催产素的含量降低100～1000倍,黄体酮也会大幅度降低。

　　德国莱比锡马克斯·普朗克研究所的朱莉娅·赛克和她的同事最近发现,催产素的降低对应大脑中单胺氧化酶A(MAO-A)的急剧上升。这种酶会分解成几种影响情绪的化学物质,包括血清素、多巴胺和去甲肾上腺素。赛克发现,单胺氧化酶A在产后5天达到最高点,它精确地对应于产妇情绪上的最大崩溃。尽管这是个很小的研究,但那些单胺氧化酶 A 上升最厉害的产妇患产后抑郁症的可能性也最高。另外的研究也发现，那些在产后前几个星期经历产后抑郁最严重的产妇也面临着转化为长期抑郁症的危险。赛克建议食用富含氨基酸色氨酸和酪氨酸的食物（如小麦、燕麦、红肉和海鲜），可能会有助于降低产后抑郁的风险，因为很多促进情绪的化学物质，如血清素，都需要这些氨基酸。不过，如果产妇持续感觉抑郁，或者产后超过 10 天以上（一般短期产后抑郁的时间）还是无法控制情绪的话，应当寻求医生的帮助。

69. 为什么会便秘？

便秘是常见的产后后遗症，但很少有新产妇知道。你可能要花 2～3 天才能拉出来一次，尤其是有撕裂的话；或者是因为分娩时间过长或出血过多而导致脱水；又或者是分娩前没吃太多的纤维，使得产后的第一次如厕简直有如走上精神战场。即使你没有便秘，也需要多花点时间才能排便，因为孕期激素（如黄体酮）和分娩的过程会减缓食物的消化。肠子也在自然分娩的时候经常处于打开状态（也许你并不知道），这也延缓了排便的需要。

我第一次生完孩子以后的便秘非常严重——因为不好意思对助产士讲，我独自承受折磨，结果导致肛裂：非常疼痛的肛门撕裂，和我分娩造成的阴道撕裂结合起来，造成了非常严重的长期问题，最终需要手术治愈。我写下这些并不想吓唬产妇们，只是想作为前车之鉴，让大家避免。如果你便秘了，不要不好意思。

一项对 313 名头胎产妇的研究发现，其中 29 名（9%）的产妇都有不同程度的肛裂，尽管有几个可能在别的情况下不会被确诊为肛裂，因为症状和痔疮有些相似，大多数情况下会不治自愈（我是最不幸运的那种）。便秘导致的不那么严重的结果可能是肚子疼，以及最终排便的时候更加不舒服。

你可以通过多喝水和吃水果蔬菜来避免便秘。一旦便秘形成了，你要继续多试，每次想上厕所都要试一下，尽管有的时候感觉挺可怕的。"产妇总是害怕产后打开肛门，因为她们认为会很疼，所以她们尽量撑着，导致最后更难过。" 英国布拉德福德教学医院顾问妇产科医生，皇家妇产科医师学院发言人弗吉尼亚·贝克特说，"这是个恶性循环。"

除了多喝水，贝克特还建议在产后 24～48 小时没有排便的情况下使用像乳果糖类的大便软化剂（在英国的药店柜台即可买到）。

如果还不管用的话，专家建议你坐在马桶上，脚放在小凳子上，你的双肘放在膝盖上，放松。如果还不行的话，你可以试着通过锻炼来刺激大肠蠕动。这种锻炼叫作紧箍和鼓胀：把一只手放在下腹部，另一只放在腰间，然后收紧你的腹部肌肉，你会感到手被向前向侧面推（这就是紧箍）。然后做相反的，将你的腹部肌肉推向前（这就是鼓胀）。重复10 次，最终停留在鼓胀。如果你依然无法排便，别不好意思了，直接和医生或者助产士说明你的麻烦吧。

70. 我如何判断伤口缝合得好不好？

　　自然分娩的情况下，有 1/3 的产妇要经历撕裂以及需要被缝合，这是另一个不被提起的事实。虽然在这样一个私密的位置需要缝合听起来有些可怕，但现实是，虽然不太舒服，但缝合并不是太疼，并在大多数情况下，产妇很快会痊愈。

　　二度撕裂（一般会有阴道后部的皮肤和肌肉撕裂，但没有延伸到后部）要 2～3 周才能痊愈，但最初的疼痛几天后就会消失。"产后 7 天到 10 天你会感到好很多。"弗吉尼亚·贝克特说。贝克特还警告说，你可能会在产后 10 天左右，缝针愈合的时候感到在伤口附近有一点"拉紧"的感觉，那是因为组织结合在一起，开始愈合，这都是正常的。但是，如果你开始觉得更糟糕，感到伤口附近更加疼痛或者有烧灼感，或有异味的排泄物，你应当告诉医生或者助产士，因为伤口可能感染了。降低感染概率的方法包括保持伤口尽可能干净并且干燥（对于伤口的位置来说这很难），还可以使用抗生素。贝克特建议每天在温水中坐浴 2～3 分钟（你不需要在水里加任何东西），然后把伤口擦干。

　　尽管缝合很普遍，但是针对如何缓解缝合带来的不适并没有什么研究结果可以参考。产妇一般会被告知用冰袋或者冷敷袋来缓解疼痛和肿胀，不同的医生和助产士也许还会推荐敷用金缕梅，或者加盐，或者在坐浴中加入薰衣草精油或山金车，尽管没有什么证据证明哪种方法比别的更有效。乙酰氨基酚或布洛芬可以减轻疼痛，而且对婴儿也都是安全的，还可使用双氯芬酸（尽管这必须由医生开处方获得）。做骨盆底肌练习和避免长时间坐着都可以改善血液循环，并可能加快愈合。也许最好的办法是尝试这些不同的策略组合，看看哪种更适合你。

尽管开始撕裂的疼痛会在 1 周后消失，但自然分娩后几周甚至几个月还感到阴道附近不太舒服是非常正常的。如果这会让你不爽或者影响了你的性生活，你应该和医生讲一下（见"54. 顺产真的比剖腹产好么？"）。

即使你不需要缝针，自然分娩后，阴道附近的区域也会感到肿胀疼痛几天。

71. 别的国家（比如法国）是如何指导产妇产后恢复身材的？

我们总是羡慕法国人。他们的天气好，食物好，女人身材也好。还有一件真正令我们眼红的就是：产后护理。

在很多国家，产妇出院以后除了少数几次助产士对婴儿健康的检查外，一般都是自己恢复。在法国，产妇在产后 1 个月会见产科医生，可以和他们讨论任何疼痛不适或者性生活问题。她们还能得到专门负责恢复盆底和腹部肌肉的产后理疗师指导的 12 小时产后恢复疗程。

"我们致力于阴部的健康恢复和提高性感受。" 在伦敦经营一间私人理疗诊所——妈咪自然医疗诊所的法国理疗师詹姆斯·特吉斯说。他们会检查腹部肌肉是否有损伤和分离，会教产妇如何做训练进行恢复。所以法国女人产后很快就能穿进孕前的牛仔裤是一点不让人奇怪的（我的孕前牛仔裤还在压箱子底呢）。

你肚子上的皮肤在产后几个月还有些下垂是很正常的，有些女人产后会在肚子上长出一条"救生圈"。这一般是腹部肌肉在孕后没有合拢恢复的表现（技术名称是腹部舒张）。

当宝宝在孕期生长的时候，肚子前面的肌肉开始分离。在某些国家，比如法国和澳大利亚，产妇在出院之前会检查腹部肌肉的损伤，还会教几个训练方法帮她们恢复。在其他的国家，这个检查一般被忽略，产妇没有被告知任何情况就回家了。

除了造成"救生圈"，腹部舒张如果不进行医治的话可能造成后背疼，而且如果产妇开始锻炼的话可能造成深度问题。"除非腹部肌肉已经合拢，否则盆底肌肉不能太吃力，"在伦敦哈利街经营一家妇女保健诊所的物理治疗师玛丽亚·埃利奥特说，"很多产妇孕前很健康，'我的腹肌非常强壮'，所以她们产后去跑步或者开始恢复锻炼会发现出现某些问题，比如压力性尿失禁。"

在腹肌合拢之前做仰卧起坐也会造成肌肉进一步分离。"在法国，产妇被告知要锻炼盆底肌肉来合拢腹肌。然后才能开始腹部练习。"埃利奥特说。

好消息是，你可以自己检查自己的腹肌。仰卧屈膝，把你的手指放在肚脐上然后下压，同时头和肩膀上翘，离开地面。你应该可以感到腹部两边的肌肉相互挤压，应该可以将一个或者两个指尖插入缝中。如果该缝比你的两个手指大，则应当咨询医生或者理疗师。如果你生的是多胞胎，或者生的孩子特别大，那么问题会更严重。

如果你发现腹肌有缝隙，那么有一些锻炼可以帮助你合拢它们。

● 仰卧屈膝，用手或者围巾裹住腰部，将腹肌向中间推。然后，保持肩膀着地，抬头，呼气，再把头放下。每天2次，每次做50下。

●还是仰卧，翘起你的骨盆，拉动腹部肌肉，同时保持臀部放松。然后慢慢放下骨盆放松。重复 10～15 次。

●同样的姿势，一只脚后跟滑动，直到腿平放在地板上，然后再滑回来。另一边做同样的动作。每条腿重复 10～15 次。

●放松腹部肌肉。当你呼气时将肚脐向体内拉进，同时收缩骨盆底肌肉。保持约 10 秒钟，然后正常呼吸，放松，重复一次。

怀孕也会造成盆底肌肉的损伤。"孕期前 3 个月激素的变化会改变盆底肌肉，无论最后是自然分娩还是剖腹产。"旧金山骨盆健康和康复中心的理疗师斯蒂芬妮·加斯特说。这些肌肉可能会过度紧张。常规的骨盆底肌肉练习将提升和加强肌肉（见"26. 怎么才能知道自己做的骨盆底肌锻炼是否正确呢？"），但肌肉过紧也需要舒展和拉伸，否则练习也达不到预期的效果。

检测过紧肌肉是产后理疗师的专长，如果从没看过产后理疗师的话，你靠自己很难搞清楚是否有这样的问题。不过埃利奥特说，所有产妇在产后放松盆底肌肉都会受益——特别是在有任何可能会导致过紧的伤疤或损坏的情况下。要想放松盆底肌肉，你可以每隔几天用植物油或者杏仁油按摩整个区域，包括从比基尼线以下到腿和臀部连接的地方。

如果你有撕裂或者侧切，你还能试着轻轻按摩伤疤（痊愈以后）脱敏。同理，这种方法也适合剖腹产的产妇。

72. 产后性欲降低正常么?

　　大概 86% 的产妇在产后几个月内感到性生活出现问题, 很有可能是因为撕裂造成的。随着时间的推移, 问题会减少些, 但是一项对 481 名英国产妇的调查发现, 即使产后 6 个月了, 她们中 64% 的人还觉得性生活至少有一点问题。阴道干燥、疼痛、丧失性欲是最普遍的问题。大部分产妇都觉得生了孩子以后的性生活变少了, 尤其是口交。

　　除去对阴道的伤害, 母乳也会破坏你的性生活。很多产妇觉得哺乳期间, 胸部是不能碰的, 尤其是激素的变化让你感觉哺乳是第一位的, 而且也会让阴道变得干涩, 性生活不舒服。哺乳相关的激素催乳素也会减少性欲, 同时可以提高性欲的睾丸素在哺乳期间的爸爸妈妈身上都会减弱。

　　这还是没有算产后每天没日没夜的劳累, 和产后情绪的大幅度波动, 以及你还在适应自己的产后身材造成的影响。换句话说, 产后性欲降低非常正常。

73. 怎么做才能预防母乳喂养后胸部下垂？

乳房下垂是大部分女人认为的生孩子以后不可逆的一道伤疤。大概3/4的妈妈认为她们的胸部和怀孕前不一样了，最大的怨言是胸部更大了，而乳房更松弛了。

大多数人觉得母乳喂养是罪魁祸首。英国的妈妈网（Mumsnet）上至少有四个帖子问相关问题："母乳喂养会让乳房下垂或者缩小么？"而且后面有347个跟帖——大多数是妈妈们抱怨母乳喂养造成了她们身体的变化。"询问整形外科的女人们经常把乳房形状或大小的变化归罪于母乳喂养，而且害怕胸部发生变化成了妈妈们不想母乳喂养自己孩子的首要原因。"美国列克星敦肯塔基州立大学整形手术教授布赖·恩林可说。

令人惊讶的是，母乳喂养并不是真正的罪魁祸首。至少两项关于女性怀孕后胸部变化的研究发现，母乳喂养并不是重要的因素，因为那些没有母乳喂养的妈妈们也感觉自己的胸部发生了变化。"我们发现，只要是怀孕就和乳房下垂相关，多次怀孕的情况可能越来越严重。"一项研究的领军人恩林可说，"胸部越重越大，以及吸烟都和乳房下垂相关，但是难以理解的是母乳喂养经历却与此不相关。"

那么怀孕是怎么导致胸部下垂的呢？不管你是否以母乳喂养，胸部结构在孕期都经历了很大的变化，包括皮肤和韧带的舒展。在孕早期6～8周的时候，你就可能已经发现自己的罩杯开始增长，随着孕期的推进，各种脉络和导管都开始生长成熟起来，为后面的产奶做准备。在孕中期结束的时候，胸部已经可以开始产奶，但是高浓度的黄体酮阻止了产奶。黄体酮在宝宝出生以后迅速减少，而同时催乳激素水平增加，逐渐提升母乳产量。

当妈妈们停止母乳喂养的时候，她们的身体会经历一个扭转的过程称作退化。首先，母乳产生的细胞开始自灭，然后围绕着的结缔组织开始重组，并被脂肪取代。重组的过程一直持续到更年期，那时候很多女人注意到自己的胸部开始变小。

这个变化的过程因人而异，有些人发现她们的乳房最后比怀孕前要小。目前还不清楚为什么有的人很明显，有的人不觉得有变化，但是专家怀疑这和你自身胸部脂肪沉淀的容易程度有关，因为这个过程会补偿胸部组织的缺失。

尽管穿带支撑的内衣也许可以帮助避免胸部下垂或者组织缺失，但恩林可依然怀疑："我想主要的因素是基因、年龄和怀孕。我不认为锻炼或者穿带支撑的内衣能有多少真正的帮助。"

74. 母乳喂养的妈妈减肥更快么？

大部分妈妈在怀孕期间会在身上积累 4 千克的脂肪——大部分在臀部和大腿上——用来作为孩子出生以后的母乳的能量来源。母乳喂养经常被视为分娩后减肥的方法，因为纯母乳喂养会在前两个月每天消耗大约 595 卡路里，在这之后是每天 670 卡路里。

麻烦的是，别人总是告诉我们要多吃点，这样母乳才够营养，而且母乳喂养会让我们感到非常饿（不仅是饿，母乳激素催乳素会促进食欲）。

那么母乳喂养会帮助你消耗掉多余的重量吗？尽管很多研究想搞明白这个问题，但它们的结论比那些母乳喂养鼓吹者的说法还要令我们不能信服。一个问题是，众多研究采用的是妈妈自己对孕前和孕后体重的估计，而不是直接的测量。即使在那些发现纯母乳喂养和体重减少有联系的研究中，这种联系也很小。一篇对 5 项多次直接测量妈妈体重的研究的综述发现，12 个月之后，纯母乳喂养的妈妈和没有母乳的妈妈相比，体重减少的差别为 0.6 千克到 2 千克（充其量是 1/4 块石头那么重）。

如果你既想母乳喂养又想加速减重的话，还是有办法能保持你的奶量的。一项研究发现，每天限制饮食 2092 卡路里（大概是一个健康女性孕前非减肥食量），每周 4 次 45 分钟左右的韵律操锻炼能让妈妈们保持每周减重 0.5 千克，同时不影响奶量。不过最好还是等你的体能恢复了，母乳已经比较正常了之后再开始尝试。

75. 生完孩子以后，宝宝的细胞在我身体里继续存活么？

生个孩子恐怕比你想象的更多地改变你的人生。从怀孕开始，你就将永远在身体里带着一丁点儿你宝宝的细胞，它将继续在你的血液中流淌，在你的骨髓中生存。目前还不清楚为什么这些细胞依然存在，但是它们看起来会帮助我们抗病，包括癌症。这就像一种婴儿保险——保证妈妈活得长久一些，一直能照顾孩子成年。

这些细胞的变化大概开始于孕期4～6周（比很多女人知道自己怀孕了还早），然后一直生长直到分娩。尽管它们属于异体细胞，理论上妈妈身体内的免疫系统应该会启动排异机制，但事实却并非如此。尽管有些研究发现它们会保护妈妈不得疾病，但偶尔也会造成自身免疫性疾病如类风湿性关节炎或红斑狼疮。

从丙型肝炎女性的肝脏中发现过胎儿细胞，有迹象显示这些细胞以肝脏为基地，转化为肝细胞来帮助修复疾病带来的伤害。同时，那些患有乳腺癌或其他癌症的女性的循环系统中比健康女性含有的胎儿细胞少，有迹象显示胎儿细胞保护女性不患这些疾病——也许是帮助免疫系统发现并且摧毁癌细胞。动物实验发现，胎儿细胞还会进入大脑，变成不同类型的细胞包括神经细胞（在大脑中用于传输电信号的细胞），还有其他辅助细胞。

这个过程还有反过程。宝宝也从妈妈体内得到一些细胞，这些细胞可能在体内流动持续几年。甚至还有证据表明，母亲的细胞能帮助女宝宝长大以后成功怀孕。先兆子痫是一种严重的孕期综合征，影响着众多6～8月的孕妈妈们。该病的特点是血压高和尿蛋白。具体的成因还未知，但有一个理论是，它源于妈妈的自身免疫系统在孕期反应过于剧烈。美国西雅图弗雷德·哈钦森癌症研究中心的希拉里·哥米尔和她的同事们最近研究了女性的先兆子痫可能性和她们身体里的母亲细胞的关系。

一般来说，孕妇体内的母亲细胞数量会增加，这说明本身已经存在的母亲细胞分裂或从体内什么地方合成了更多。健康女性在孕后期检测出来母亲细胞的含量增长了30%，而那些患有先兆子痫的孕妇却没有发现母亲细胞有什么变化。这说明，母亲细胞可能有着某种保护机制。一种可能性是它们帮助调节女性的免疫系统，让她们更容易接受胎儿细胞。换句话说，姥姥可能间接地帮助保护家族的延续，尽管她自己已经不能再生孩子了。

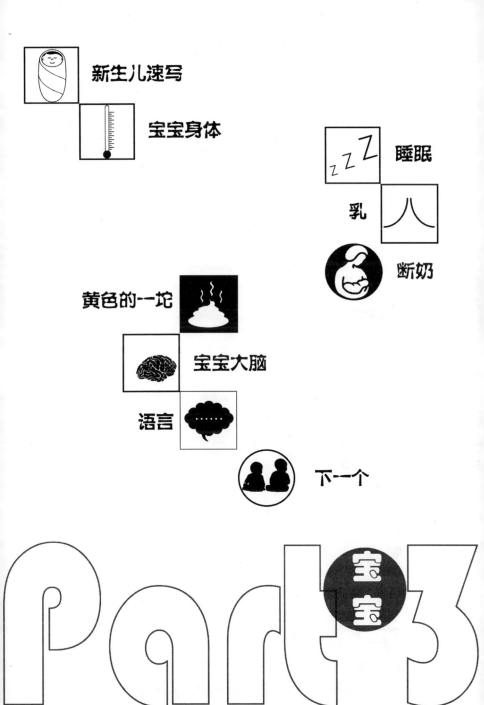

新生儿速写

宝宝身体

睡眠

乳

断奶

黄色的一坨

宝宝大脑

语言

下一个

Part3

宝宝

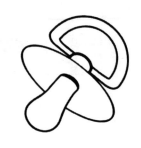

新生儿速写

76. 分娩让宝宝痛苦么？

弗洛伊德认为，所有的焦虑都可以追踪到分娩的原始痛苦中去。可以想象，分娩对于胎儿来说是个非常痛苦的过程。你在温暖的子宫里住了9个月，突然一下子整个世界在摇动，一阵一阵越来越强的宫缩袭来，最终你被推到一个狭窄的管子，你的头颅试图从中穿过。科学家计算过，分娩相当于在头颅的每1平方厘米的地方施加2千克的力量，听起来就觉得很疼。

不过因为我们都不记得自己出生的情形，而且新生儿也不能说话，所以我们不可能知道婴儿是怎么感觉的，但他们看起来适应得还不错。最近的研究发现，新生儿血液中有着高浓度的应激激素——儿茶酚胺，既可以发挥镇静剂般的功能，又可以起到高浓度天然止痛药 β-内啡肽的作用，从而在大脑中阻断疼痛信号。

那些顺产出来的新生儿貌似比剖腹产的新生儿对疼痛更缺乏敏感——至少在这些天然止痛药失效之前。很多新生儿要被注射维生素K用来降低出生后头几周出血的风险——出血的时候他们脸拧紧着并且大叫。但是当瑞典研究者比较了顺产婴儿和剖腹产婴儿对打针和冷勺子放在肚皮上的反应的时候，他们发现顺产新生儿的极端反应更少一些。他们的心跳和剖腹产婴儿比起来也更稳定，在疼痛的时候不会升高得太多。

并不是只有 β-内啡肽在分娩时起止痛作用。分娩还会大量释放催产素，一部分也会通过胎盘进入婴儿体内。法国研究者最近测量了新生老鼠和两天大的老鼠对疼痛刺激的反应，他们发现新生老鼠比大一点的老鼠承受疼痛的能力明显要高。当他们给新生老鼠使用一种催产素阻断剂时，新生老鼠对疼痛的反应大幅提高。

另外一些研究发现，催产素还会通过抑制脑细胞之间通信的方法暂时减缓新生儿的大脑活跃程度。减少痛苦信号传输的同时，催产素还有另一个优势，会帮助胎儿在通过产道的时候，也就是氧气最不容易获得的时候降低大脑对能量和氧气的需求。

所有这些研究对于那些宝宝出生时需要特殊帮助的家长来说都是好消息，因为在使用产钳夹宝宝头，或者用吸引器将宝宝的头拔出来的时候，由于天然止痛剂的作用，都不会对宝宝造成太糟糕的影响。

77. 为什么新生儿长得更像爸爸?

太不公平了，妈妈们十月怀胎，一朝分娩，还要辛苦哺乳，最后听到的却是："哦，她长得好像爸爸呀!"

其实孩子和父亲的相似性是真的存在还是想象出来的，一直是个争论的话题。1995 年，《自然》杂志的一篇著名的文章声称这是真实存在的。美国加州大学圣地亚哥分校的尼古拉斯·克利斯顿佛和艾米莉·希勒收集了 24 个人的 1 岁，10 岁，和 20 岁的照片，把这些照片给 122 个志愿者看，然后让他们搭配出同一个人不同年龄段的照片，志愿者找得很出色。但是当让志愿者从 3 个可能的家长照片中找到真正的家长时，事情就变得有趣起来。一般来说，志愿者很难找对孩子的任何一个家长，除了 1 岁的孩子和爸爸匹配的照片（但是他们找不出 1 岁的孩子和妈妈的匹配照片）。如果是随机猜测的话，正确的概率将会是 33%，而匹配 1 岁孩子和爸爸的照片的时候，准确率达到 50%。

这是进化心理学家所预期的：宝宝长得像爸爸的话就不容易被爸爸拒绝，也更容易存活。对于男人高达 10% 的出轨概率来说，这个办法确实不错。

不过，对于不忿的妈妈来说，后面几项与之矛盾的研究更容易被接受。比如，法国国家健康与医学研究院的罗伯特·佛朗斯和比利时列日大学的赛格·布莱达用 1 岁、3 岁和 5 岁孩子的照片试着重复原始实验，他们发现，人们猜测妈妈和爸爸的正确概率基本上是相等的。

78. 新生儿知道些什么？

宝宝降临到这个世界，视觉还在朦胧中，却已经很想搞清楚周围的一切了。大多数人觉得新生儿就是一张白纸，对外面的大千世界一无所知。他们能知道什么呢？他们什么都没见过啊！

但宝宝貌似出生时就带着某些智慧，有些可能是基因决定的，也有些可能是在温暖的、光线很弱的子宫中积累而来的。在那里，他们可以看、听、摸和尝。

有些人好奇如何去测试刚出生的宝宝都知道些什么，能感觉到什么，因为他们肯定不能说出来。研究者们会应用一些特殊的方法，尽管不太完美，但也许能提供给我们一些线索，这些小脑袋中究竟在想什么。一个方法是跟踪宝宝眼睛或者头的变化，因为新生儿一般会被有趣的景象或者声音所吸引，尤其是他们没看过的，他们还会扭头去看他们喜欢的东西，比如妈妈的脸。另一个能了解宝宝的喜好的方法是通过宝宝吸吮的强度来判断他们在两样东西中的选择（比如妈妈的声音和陌生人的声音）。宝宝可以控制吸吮的节奏和强度，即使在他们不饿的时候，所以如果对某个特定刺激感兴趣，他们会吸吮得更强有力一些。

研究者还会通过看宝宝的表情或者测量宝宝哭泣的强度来研究他们的感受，尤其是如果能和某些生理指标联系起来的时候，比如心跳速率，还有压力激素如皮质醇和肾上腺素的释放。

这里是宝宝的七大先天智慧支柱，新生儿已经知道了以下事情。

● 他们的妈妈是谁

宝宝们貌似能认出妈妈的声音和气味——大概因为出生之前已经和妈妈朝夕相处了很多个月。宝宝们在孕中期就能听到声音，虽然外界的声音传进稚嫩的耳朵之前已经变化了很多。但是最重要的妈妈的声音是通过骨骼和子宫传进来的，所以显得格外重要。

20世纪80年代，心理学家安东尼·詹姆斯·德卡斯珀发现，刚出生仅仅几小时的婴儿就已经能认出妈妈的声音了。他通过一个喂奶的东西，同时让婴儿听到妈妈的声音或一个陌生人的声音录音，然后测量他们吸吮的强度。新生儿对妈妈的声音有着非常强烈的倾向性。

用同样的仪器，德卡斯珀还发现，在孕期给宝宝经常读苏斯博士的故事《帽子里的猫咪》的话，宝宝出生后，和别的不熟悉的故事相比会更倾向于听这个故事。尽管还不能辨认字词，但他们可能会辨认节奏和语调。

新生儿还能认出妈妈的气味。在另一项独立研究中，30个新生儿在出生后几分钟被放在妈妈怀里。但是在这之前，妈妈一边的胸部用无香浴液洗掉了自然的味道。他们发现，22个宝宝对没洗过的那边胸部表现出非常强烈的倾向。另一项研究中，给5天大的宝宝一个干净的棉球，或者一个在妈妈胸口擦过的棉球，他们倾向于向有妈妈味道的棉球蠕动（见"83.肌肤接触真能安抚宝宝么？"）。

妈妈的声音和气味对于刚刚进入陌生的大千世界的宝宝来说无疑是安抚作用的源泉。出生几个小时以后，他们也能认出妈妈的脸了。尽管对于宝宝来说，人脸有着独特的吸引力（见下文），几项研究发现他们很快就会辨认不同的人脸。20世纪80年代，在一项苏格兰格拉斯哥医院进行的研究中，两名发型和肤色相似的新妈妈在一面透明塑料屏幕后面坐好。她们的宝宝一个接一个地单独带进屋子里，在两个妈妈面前放30秒钟，塑料屏幕可以阻挡住妈妈们的气味。另一个独立观察者观察宝宝的眼神在固定看一个妈妈之前，从一个妈妈脸上换到另一个脸上的过程。尽管这些宝宝只有12个小时到4天大，视力也非常差，但他们知道谁是他们的妈妈，最终会用崇拜的眼光盯住自己的妈妈。

● 人是什么

至少出生前几周，宝宝就可以看到周围的样子了，尤其是在仲夏季节，妈妈在太阳下晒肚皮的话，光线会穿过层层皮肤、脂肪和肌肉，进入子宫。

不过他们还没见过人类的脸，但在出生的时候他们貌似已经在基因里刻入了人脸的样子，因为他们对带有抽象的眼睛鼻子斑点的三角形特别感兴趣。研究表明，新生儿会转头选择看抽象的脸的图案，而不是其他的随机图案，还会选择看正常的脸，而不是脸部特征扭曲的脸。他们也会花更长的时间对脸进行查看。甚至9分钟大的新生儿都会转头看脸形图案，而不是看包含了同样的脸部元素但各元素放错了位置的图案。这看起来好像是他们与生俱来的脸部识别功能。

他们似乎也明白睁着眼睛有着特殊的意义。在英国剑桥的 Addenbrooke's 医院，研究者给 105 名刚刚出生几个小时的新生儿看两张照片：一张是一个女人闭着眼睛，另一张是同一个女人睁着眼睛。宝宝们明显花较长时间看睁着眼睛的女人照片。

奇怪的是，新生儿看起来还具备将自己脸部特征和其他人脸部特征联系起来的能力。在一项独立研究中，西雅图华盛顿州立大学的安德鲁·迈尔泽拍摄了新生儿看到大人张开嘴巴或者吐舌头的样子，然后第三个人（看不到前面一个大人的样子）来评估宝宝的表情。一次次地，甚至刚出生几个小时的新生儿都能模拟出大人的表情。这是件很不容易的事，考虑到宝宝们不仅需要认出在面前的是一张脸，以及从嘴里伸出来的湿乎乎的粉色东西与自己舌头的关系，而且还需要协调运动神经和肌肉伸出自己的舌头做出回应。

出生后几天，新生儿还具备辨认不同面部表情的能力。如果你给他们看一张高兴的和一张害怕的脸，他们会花更多的时间看高兴的脸——尽管这可能是因为在他们出生头几天面对的是爸爸妈妈高兴的脸庞，这是他们看到的最多的表情，倒不是内在的对生活的积极态度造成的。

●**数量**

虽然你的宝宝离能数到 10 还有些日子，但是他们天生就有些对数量的抽象概念。这意味着他们懂得 7 个东西和 2 个东西不一样，不管这些东西是什么。直到最近，人们还一直觉得数量的概念是学习得来的，而不是与生俱来的。

一种检验方法是看新生儿是否能把 7 个看到的东西和 7 个听到的声音联系起来。哈佛大学的维罗尼卡·伊扎尔和她的同事找来 16 个刚出生7～100 个小时的宝宝，给他们播放重复多次的语音节录音带，比如

"ba ba ba ba ba ba"，然后给他们在屏幕上看一组圆圈或者方块。有时候声音和屏幕上的形状和数量匹配，有的时候则不然，但是宝宝们看起来在匹配的情况下盯住屏幕的时间更久一些。

他们怎么做到的？另外一些近期的动物和人类实验发现大脑中有一种特殊细胞——所谓的"累加器神经元"，它们会对一堆东西有反应——你看到的东西越多，越多的细胞就会放电。

● 动作和距离

想象一下第一次来到一个大千世界的样子。从只能看到一点点东西到突然一下子被各种光线、声音和动作所围绕。新生儿有着内在的一些能力，他们知道如果要搞明白这个世界需要特别关注哪些东西。比如，他们知道动作是很重要的。将一个玩具在新生儿面前前后移动，他们会用眼睛跟着玩具看。追踪新生儿眼睛的研究表明，他们更关注物品的边缘部分，而不是内在的部分。

不过，宝宝们也知道在眼前过去的物品的动作是向前的，因为他们的身体也会跟着向前倾。你有没有过这样的错觉，当你坐在一列静止的火车上，而旁边的景物从静止开始移动的时候，你会以为你自己的火车在动——如果你站立的话则可能会自己向前倾。类似的场景可以出现在实验室里，新生儿坐在一间屋子里，墙可以独立于地板移动。尽管宝宝坐着不动，但如果墙开始移动的话，宝宝的头也会不自主地向后移动。

类似的（也许正由于此），他们还能理解近大远小的规则——也叫作大小恒常性。想像一下你看到一个立方体，然后同一个立方体放在两倍远的地方。你可能意识到这是同一个立方体，尽管大小只是前一个的一半。新生儿也可以。英国埃克塞特大学的艾兰·斯拉特和他的同事们给两天大的宝宝们看一个大的或者小的立方体，但是放在不同的距离。宝宝们花更长的时间看奇怪的不合常理的图形，这说明他们明白有哪里不太对。

● 语言的基础

尽管宝宝们直到一岁才能开始说出第一个词，不过新生儿已经有点懂得母语对他来说的独特性。仅仅出生几天后，宝宝们就能分辨出两种语言的区别，即使是同一个人讲的两种语言。

他们貌似对高兴的语音语调特别有兴趣。一项研究中，新生儿听到用不同的感情讲出来的同一句话——高兴的，悲伤的，生气的，还有中立的。和其他语气比起来，新生儿在听到高兴的语气的时候更会睁开眼睛并且集中注意力。不过，只有当讲话的人用婴儿的母语说的时候才有效。如果宝宝的妈妈的母语是英语，则当他们听到西班牙语女性高兴的声音的时候，也会无动于衷。一种解释是，胎儿在母体里可以感受到不同感情状态下的身体信号——比如生气会使呼吸和心跳加速，肌肉紧张——并学会了把感情状态和声音联系起来。

新生儿哭的时候似乎用的也是母语的节奏。在一项研究中，研究者记录了 60 个法国和德国的新生儿的哭泣节奏。法国宝宝一般哭的时候低起高结，而德国宝宝则哭得很有韵律——和讲他们母语的成人说话方式相得益彰。研究者认为，因为新生儿只知道怎么哭，所以这可能意味着他们在第一次试图交流。这也说明宝宝在娘胎里的时候就对语言产生注意力了。

● 同理心（或者他们和别人的区别）

你的宝宝恐怕要真正明白别人的想法和自己的感受还要经过很多年（见"126. 宝宝什么时候有自我意识的?"），但是即使是新生儿也能对他人的感情做出回应。你有没有注意过房间里如果有一个宝宝开始哭，那么其他的宝宝也会一个接一个地哭起来？他们可不仅仅是觉得声音太吵了。

回想 20 世纪 70 年代，研究人员发现当给新生儿听别的宝宝哭泣的录音的时候，他们自己也会开始哭泣。当他们播放同样响亮同样激烈的非人声时，宝宝哭得少很多。所以宝宝其实知道他们是宝宝，当别的宝宝伤心的时候他们自己也会不开心。

宝宝

在一项后续研究中，意大利研究者给新生儿听自己哭声的录音和其他宝宝哭声的录音，然后看他们的反应。当宝宝们听到别的宝宝的哭声的时候，很明显比听到自己的哭声表现得更加紧张，比如眉头紧皱，眼睛紧闭，表情痛苦。这说明他们能分清两者的区别。有些人将这些研究成果作为新生儿早期同理心根基的证据，而另一些则认为这只是原始的遇险呼叫反应——类似鸟类或其他动物在捕食者临近时发出信号给其他个体的方式。

到了 18 个月大小，大部分宝宝开始掌握他人的概念，明白了别人会喜欢或者不喜欢不一样的东西，也学会了如何去应对。比如说，如果你给宝宝一碗饼干和一碗花椰菜，大部分宝宝都会直奔饼干。但是如果你表现出来你喜欢花椰菜，而对饼干表现出很厌恶的时候，18 个月的宝宝就会给你些花椰菜。

不过，真正的同理心——当你注意到别人难受并且试图去做点什么帮助他好起来的能力——要到两岁以后才能发育起来。在《宝宝如何思考》一书中，发育心理学家艾莉·森高尼克描述，有一天她很不顺心地回家，发现晚餐想做的鸡腿还没解冻的时候她儿子的反应。像任何很受挫折的妈妈一样，她倒在沙发上泣不成声。她快两岁的儿子看到了若有所思，接着跑到卫生间，捧回来一大盒创可贴，想要贴满她全身，让她感觉好一些。我也有一个类似的故事，当我女儿玛蒂尔达 22 个月大的时候，有一天我带着她去看了医生，我怀着二宝，满身疲惫地回家，肚子有些疼。我瘫坐在沙发上，玛蒂尔达爬到我的腿上，拍拍她的胳膊的创可贴。她的小脸上露出格外关心的表情，然后拍拍我的胳膊说："妈咪需要看医生啦。"

● 节奏／音乐的自然感觉

如果你要成为舞蹈演员或者音乐家的话，你应该具备节奏感。宝宝的耳朵在出生的时候就已经能感受节奏了。

因为宝宝们还不能用手指来打拍子，所以布达佩斯匈牙利科学院的伊斯旺·温克勒和他的同事们检测了他们的大脑活动。成人打拍子的时候如果节拍突然乱了，大脑会产生出一定的信号，戴在他们头上的脑电图帽可以抓住很小的电子信号变化。

为了看新生儿是否会有同样的反应，温克勒给他们播放由小军鼓、低音鼓和大钹组成的摇滚乐变奏曲。当对于整个旋律来说不重要的节奏消失的时候，宝宝们没有什么反应；但当主旋律节奏不见了的时候，宝宝的大脑中产生了失拍的信号。

研究者以前认为宝宝们在爸爸妈妈的摇晃中学会韵律，而温克勒的研究则发现韵律感是天生的。另一个可能性是，胎儿在娘胎中已经通过妈妈的心跳和外界过滤进来的声音学会了韵律感。

对韵律的欣赏不仅对音乐很重要，还能帮助宝宝们学习语言并分解语言的结构，明白语言中的感情，以及识别不同的语言等。类似的对宝宝大脑活动的研究发现，新生儿还能辨认不同的音调，以及一串音符是上升的还是下降的音阶。

79. 新生儿能看到多少?

打开任何育儿书，你都会看到说新生儿只能聚焦在面前大约 30 厘米的物体上，恰好是在妈妈怀抱中能看清妈妈脸的距离。这源于 20 世纪60年代发表的一篇科学论文，不过这个结论已经被推翻过很多次了。

事实上，新生儿能聚焦在任何距离的物体上，但是他们并不太擅长这个，因为大脑还没有完全调节好神经细胞之间的连接，还不能微调晶状体的宽度，让物体变得清晰。这就好像让一个手很笨的人使用自动对焦的照相机——经常不是调过头就是没调到，最后的照片都是模糊的。

很小的宝宝有时候看起来好像聚焦在非常近的物体上，那是因为他们在试图协调左眼和右眼的动作，让两眼统一看同一个方向，所以看起来有时候好像有点斗眼。他们的注意力也经常被手边的东西吸引，比如妈妈的眼睛、嘴巴、乳头和自己的小手。"因为眼睛协调能力还不够好，所以当他们试图聚焦在较近的物体上时，看起来有些斗眼，好像聚焦在非常非常近的物体上。"旧金山史密斯·凯特尔韦尔眼科研究所的科学家罗素·哈默说。新生儿还试图让两只眼睛的景象叠加产生三维图像，也就是说头几个月他们的世界是平坦的、二维的。

新生儿看不清很近物体的另一个原因是负责视觉的神经区域还没有完全发育好。这包括视网膜——眼睛后面图像聚焦的区域，还有那些负责解释图像的脑区。举个例子，视网膜正中有个叫黄斑的区域，对于看细节有重要作用，但是那里的信号接收细胞（锥体细胞）要花上几个月的时间才能发育成熟，才能传送细节信息到大脑中去。

当哈默和他的同事测量新生儿的视力敏锐度（也就是看细节的能力）时，发现新生儿的视力大约比成人差6倍。换句话说，想象一下眼科医生用的视力表，新生儿唯一能看到的就是最上面一排大大的"E"。到4个月的时候，他们的视力会大大增强，但要达到和成人一样的水平还得等他们长到8～12个月。3岁左右，他们最终达到2.0的视力。

这也不是说婴儿不能看到什么东西，尽管只能看到视力表上最上面的"E"。新生儿其实能看到2米半之外白墙上的两只苍蝇，或者爸爸在10米外的笑容，或者十几千米之外的波音747客机。

"婴儿的视力足以看到对他们重要的东西，"哈默说，"即使是新生儿，在你怀里的时候也能清楚地看到你的眼睛、鼻子、嘴唇和微笑。还能看到自己的手、指头、脚和脚趾头。"

婴儿看世界和成人看世界还有些微的差别。除了看清楚物体之外，黄斑对分辨颜色也很重要，新生儿并不具备分辨颜色的能力，这直到4个月之后才逐渐形成——虽然有一项研究显示出生2周的新生儿能分辨红色和绿色，但是让他们区别比较细微的差别就比较难了，比如浅蓝色和绿松石色。

新父母总是听说要买些大的、高对比度的、黑白图案的玩具，这样宝宝才能看得清楚，才能刺激他们的视觉发育，但现代研究发现这并不正确。这些建议是基于宝宝没有颜色视觉（并不正确），以及对低分辨率不敏感的假设的。但是，研究发现，对于比较大的图案来说，很小的婴儿的大脑区域对低分辨率图案就已经有反应了，宝宝9周大的时候，对对比度的敏感度只比成人低两倍。"2个月大的宝宝已经具备分辨细微阴影的能力了，他们能看见那些让我们的视觉世界如此丰富的有质感的、有趣的云的阴影，脸的阴影，甚至能看到在白色沙发上的白色玩具熊。"哈默说。

80. 为什么新生儿的眼睛是蓝色的?

眼睛的颜色是从父母那里遗传来的，决定眼睛颜色的是黑色素。那些体内不产生很多黑色素的人的眼睛是蓝色或者灰色的，产生很多黑色素的人的眼睛是棕色的。

不过，刚出生的时候，很少有黑色素产生——不管你的基因是怎样的。所以很多婴儿的眼睛是蓝色或者蓝灰色的。当宝宝的眼睛看到光以后，黑色素慢慢产生。如果宝宝的基因里注定产生很多黑色素的话，几个月后其眼睛颜色就会发生变化。眼睛颜色一般在 6 个月以后就定型了，不会再改变多少了。

81. 宝宝如何从不呼吸到呼吸的？

宝宝的身体在出生后几分钟到几小时里经历了众多巨大的变化。出生前，他们通过胎盘里血液的氧气和二氧化碳交换来"呼吸"，而出生后他们要转变成通过肺来呼吸。而子宫里充满了羊水，根本不适合呼吸空气。健康宝宝的肺部大约有 80～100mL 的液体，出生以后需要清理掉，以便呼吸。大概 1/3 的肺中液体在宫缩和分娩过程中通过挤压胸部被挤出去了。分娩也触发了一种被称为儿茶酚胺的化学物质，它告诉肺部开始吸收液体。最终，当宝宝的胸部从妈妈体内出来时会自动膨胀，吸进空气。这会让肺部多余的液体排出来——就好像向一满杯水中吹气，会导致水溢出杯子洒到桌子上一样。

那剖腹产出生的宝宝呢？他们的妈妈并没有自然分娩，那么他们怎么开始呼吸呢？部分答案是依赖于夹紧脐带，阻断氧气的输入，然后触发一定的反应令宝宝膨胀肺部，排出液体，开始呼吸。但是大多数剖腹产出生的宝宝在脐带夹紧之前就开始呼吸了，这说明还有别的机制在起作用。把胎儿从子宫中移出来会导致子宫收缩，这会挤压胎盘，降低流入宝宝的血液量。这个收缩也令胎盘开始从子宫壁上剥离（和自然分娩类似）。动物研究发现，让鼻子暴露在空气中就足以触发呼吸，从温暖的母体中到寒冷的手术台上足够触发一些身体内部的反应。

出生前约 4 个月，宝宝的肺部一直在制造一种称为表面活性剂的物质，这有助于从肺里排斥水，使肺部能够膨胀，吸入氧气。然而，通过剖腹产出生的婴儿肺部可能仍有一些残留液体，所以他们需要特别关照，观察是否有任何迹象造成呼吸困难。

当肺部充满空气的时候，宝宝体内发生了另一个巨大变化。出生前，他们的体内很少有血液像成人那样从心脏泵到肺部。这是整个右心房和右心室的作用——将静脉血液送回肺部，然后装满氧气，送到心脏左侧，然后再泵回到身体中去。出生之前，左右两侧的心脏之间有个洞，这阻止了通过肺部的血液循环。当肺部充满空气的时候，从根本上改变了肺部的结构，让它更容易输送血液。正因为如此，进入心脏的血液的血压发生了变化，令单向瓣关闭了，以前允许血液从右侧传送到心脏左侧的洞被堵住了。宝宝的心脏和肺部，就像一个成年人一样正常工作了。

小宝宝轻轻吸了口气，这标志着他脱离母体开始独立生存。

82. 为什么新生儿闻起来很香?

小奶娃带着一种独特的香气,令人心醉。很多家长都承认他们愿意花几个小时来闻宝宝的味道。当珍妮弗·洛佩兹生下双胞胎艾米和麦克斯后,据说她马上和她的香水专家说她想要一款新香水——闻起来像宝宝的味道!

这并非我们的想象。几项研究发现新妈妈们在宝宝诞生几天以后就能凭借味道来分辨自己的孩子了,还有研究显示,新妈妈比没当过妈妈的女性更容易被新生儿的味道所吸引。

在一项研究中,加拿大多伦多大学的艾莉森·佛莱明和她的同事调查了一些有陌生宝宝气味的 T 恤衫对女性的吸引程度。他们发现那些新妈妈们比没当妈妈的或者孩子已经长大一点的妈妈们更觉得新生儿气味香甜——所以肯定有什么机制让新妈妈更喜欢新生儿的气味。事实上,在一项后续研究中,佛莱明的研究小组发现皮质醇水平(一种和母性相关的激素,见"31. 是否某些女人更具有母性?")较高的妈妈更易受到婴儿气味的吸引,也比皮质醇水平较低的妈妈更容易辨认出自己宝宝的气味。

"我们还研究发现了父亲也喜欢宝宝的气味。"佛莱明说。还有,父母和孩子相处时间越多,就越受宝宝气味的吸引,他们辨认宝宝气味的能力也随着经验而增长。

尽管我们不知道究竟嗅觉信号从何而来,但也可以大胆猜测一下。小型油脂生成腺体——皮脂腺遍布全身,特别是在头部和面部,而这些往往是新生儿特别活跃的区域。位于努济伊的法国国家科学研究中心的

147

人类嗅觉专家理查德·波特说，新生儿的头部汗腺也非常密集，并且这两种腺体的分泌物可以作为细菌的营养物——这是产生体味的关键因素。在佛莱明的研究中，用来做研究的 T 恤衫也是在宝宝的头部和身体上擦拭过后才被使用的。

体味还会受饮食的影响，所以母乳喂养（众所周知会影响宝宝尿布的味道）可能也是造成宝宝迷人气味的原因之一。这也能解释为什么当宝宝 6 个月的时候开始吃辅食以后的味道就不好闻了。

另外，宝宝的气味也和遗传相关。"妈妈们可能还能分辨出和宝宝相似的其他家庭成员的气味，比如宝宝爸爸或者兄弟姐妹。"波特说。另外的研究也显示，人们能通过气味把父母和孩子配对起来，而嗅探犬则很难区分有着相同基因的同卵双胞胎的气味。

83. 肌肤接触真能安抚宝宝么？

哪个新妈妈没有梦想过抱着宝宝在怀里时那温暖而美妙的时刻？刚来到世界上的宝宝们知道或者在意这些么？尽管听起来有点陌生，但科学家们对肌肤接触已经做了非常多的研究，而且一般的共识是，这确实对宝宝的健康有影响。

将宝宝抱在妈妈裸露的胸前，会激发一系列有趣的事情。首先，宝宝开始用嘴巴做吸吮的动作，然后小手小脚开始做爬行的动作，腿使劲蹬，想靠近妈妈的胸脯。

一篇对 30 项研究的综述审查了肌肤接触的影响，发现那些在出生后头几个小时就得到妈妈肌肤接触的宝宝们比没有肌肤接触的宝宝们更可能得到母乳，母乳时间平均要长 43 天。他们也哭得更少，24 小时以后更温暖，他们的心律和呼吸频率更低，平均大约每分钟低 3 下，还有他们的血糖水平也更稳定。

事实上，那些接受了肌肤接触的宝宝更温暖并不是简单的因为从妈妈那里得到了体温。一项最近的研究发现，那些在出生后 2 小时内有肌肤接触的宝宝，比那些头几个小时放在摇篮里的宝宝在 23 小时以后的体温更高。一种解释是，妈妈抱着宝宝的时候，分娩引起的紧张得到缓解。压力往往会导致血流远离末端神经，比如手脚，会让它们更冷，并导致胎儿的能量储备消耗殆尽。这可能有助于解释为什么不接受早期肌肤接触的宝宝血糖水平比较低。

尽管新生儿如果出生的时候和妈妈分离的话哭得更多并不奇怪，但有趣的是，这些哭声的类型和很多新生哺乳动物的紧张呼叫非常相像。一项研究观测了新生儿宝宝的哭声，发现有一种类型的哭声在妈妈怀里的时候基本上没有，而放在小床里的时候这类哭声却很多，这是一种短暂的 7~42 秒的哭声，伴有间断。当研究者对哭声录音进行研究的时候发现，不同的宝宝哭声模式却很相近，而且都会在和妈妈亲密接触的时候停止。这种哭声也和别的哭声不同，比如饿或者疼痛。

宝宝在出生的时候和妈妈分开的原因之一，可能会是给妈妈一些时间来休息和恢复体力，但如果你想要的是平静和安宁的话，最好的解决办法可能是抱着宝宝——至少在一开始的几天里。

而且肌肤接触对于妈妈来说也有好处。分娩的过程中宝宝的腿部动作导致子宫收缩，帮助胎盘停止运送血液，并开始从子宫上脱落最终流出体外。胸部组织在出生之前开始对于触觉有着很强烈的敏感度，任何接触都会导致用来促进社交关系的激素——催产素的飙升。以前对其他哺乳动物的研究发现的，新生儿故意用膝盖或爪子顶住妈妈的乳房，这刺激了催产素和母乳的产生。

将新生儿放到妈妈裸露的胸前也会起到类似的效果。大约出生后6分钟，新生儿开始睁开眼睛四处看。5分钟后，之前放松的张开的小手也开始有节奏地在妈妈胸前做按摩动作，而且频率会在1小时之内慢慢增加。出生后20分钟，当接触到妈妈的乳头时，宝宝开始用嘴巴做吸吮动作，这让妈妈的乳头更加直立起来。然后宝宝开始舔乳头，同时继续按摩妈妈的乳房。最后，大约出生后80分钟，新生儿开始将乳头放在自己嘴里吸吮。

研究者记录了这些过程，同时也从妈妈身上取了血样，他们发现随着宝宝手部动作的增加，妈妈体内的催产素也在增加。除了能促进妈妈和宝宝的亲子关系，这也解释了为什么早期肌肤接触和高概率母乳喂养相关——很多研究者认为出生后几小时是胸部刺激和增强大脑关联的关键时期。还有研究注意到母乳喂养时，妈妈血液中自我感觉良好的化学物质内啡肽水平会上升为两倍，这也会起到促进亲子关系的作用。

那么如果由于客观紧急原因，妈妈无法在第一时间和宝宝进行早期肌肤接触该怎么办呢？妈妈如果要和宝宝分开比较久的时间，可以尝试自己模仿宝宝的动作按摩胸部。爸爸解衣宽带怀抱宝宝也有些作用（我相信大部分爸爸也都很愿意有机会增进亲子关系）。2007年，瑞典研究者研究了当刚出生的时候，妈妈不能抱宝宝而由爸爸来代替的话，宝宝是如何反应的。在这个小型的研究中，29个宝宝里，大约有一半的宝宝马上和爸爸亲密接触，而另一半放在小床里。15分钟内，那些被爸爸抱在怀里的宝宝就奇迹般地减少了哭泣，而60分钟后，他们进入平静和昏睡的状态，而那些放在小床上的宝宝需要110分钟才能达到同样的状态。

将宝宝放在爸爸胸前也会刺激父性的产生：爸爸在和宝宝亲密接触

的时候也开始释放催产素，更多的催产素释放出来也会使他们想花更多的时间陪伴宝宝（见"32. 男人当爸爸以后会变么？"）。

84. 新生儿如何知道要去找奶头吃奶的？

　　宝宝与生俱来有着敏感的嗅觉，早期研究发现他们也许是用嗅觉来寻找唯一的食物来源：奶。在 2001 年，研究者做了一个精彩的实验。将 21 个大约 36 小时到 4 天大小的新生儿放在一张温暖的床上，同时床上还放着干净的棉垫子或者在他们妈妈胸前戴了几个小时的棉垫子，正好放在他们够不到的位置。宝宝们用腿让自己向前蠕动，向棉垫子靠近。3 分钟之内，18 个宝宝都更靠近放有妈妈气味的棉垫子，而如果放的是干净棉垫子，则只有 3 个宝宝更靠近了。

　　很多妈妈发现靠近乳头的地方在孕期变得凹凸不平，那些小的疙瘩称作蒙哥马利结节，有时候分泌油性液体。以前人们认为油性液体可以保持乳头润滑，但是法国国家科学研究中心的伯努瓦·萨尔和他的同事们最近发现这些结节可以帮助婴儿找到乳头。当他们收集了这些分泌物给 3 天大的婴儿闻时，发现婴儿吸吮和舔的动作比当他们闻到其他气味像汗水或母乳气味时要增加很多。萨尔还发现，那些每个乳头有 9 个以上腺体的妈妈开始哺乳的时间比其他妈妈平均要早约 10 小时，而她们的宝宝也吃得更多，体重增加得更快。

不仅是宝宝对这些气味敏感，另一项最近的研究发现，和母乳相关的气味还会让其他女性更有性欲。母乳期间的妈妈们在胸前和腋下戴着棉垫 8 个小时，然后另一组女性则利用这些棉垫还有对照用的无味棉垫，每天用棉垫早晚擦拭上嘴唇，坚持 3 个月，同时每天记录自己的性生活和性欲。

那些给了母乳妈妈戴过棉垫的女性的性欲显著增长，性生活质量提高，尤其是在她们生理期的后半段，一般性欲会下降的时候。究竟这些催情的化学物质是不是那些新生儿用来寻找乳房的东西还不清楚——还没有人测试过是否男人闻了奶味也会被激起同样的性欲——但你可能要更谨慎考虑一下以后如何处置那些用过的乳垫。

85. 莫罗氏反射，或称惊跳反射是怎么回事？

你的小宝贝正安静地躺在小床上，而你却不小心撞到床边。宝宝突然夸张地拱起背，甩甩腿和胳膊，小手手指张开，就好像有人往他头上浇了盆冷水。

宝宝

宝宝天生就有一些基本的反射活动——本能地对刺激产生反应，而不用有意识地思考——莫罗氏反射可能是最夸张（也最有趣）的一个。当你撞到宝宝躺着的床面，或者宝宝的头突然下降到低于他身体水平线的时候，莫罗氏反射就会出现。有人提出，那是因为对于我们遥远的祖先，莫罗氏反射有助于婴儿在危险处境下，妈妈拥抱保护自己的婴儿，从而提高人类的生存力。

可以起到类似作用的另一个反射是抓握反射，你可以将手指放在新生儿的手掌心做测试：他们会马上握得很紧，力量大的甚至能承受自己的体重。早在 1891 年，路易·罗宾逊就测试了新生儿用双手抓握的姿势能保持在水平杆上坚持多久。在测试了 1 个月以下的 60 个婴儿后，他得出的结论是：大多数宝宝都能坚持至少 10 秒，而其中一个勇敢的宝宝竟然坚持了 2 分 35 秒。

猴子也有类似的反射，这也符合那些反射有助于我们演化的想法。抓握反射在幼猴中十分强烈，这使得猴子妈妈可以带着小猴子到处走来走去，测试表明，小猴子们可以靠一只手在水平杆上悬挂 7～33 分钟之久。

虽然猩猩和猴子也具有莫罗氏反射，但这并不能保护它们不跌倒。一个问题是，莫罗氏反射的主要特点是甩出手臂，而不是紧紧地抓握和拥抱——人类婴儿和小猴子都不会在抓握东西的时候产生莫罗氏反射。

一组日本研究人员最近提出，莫罗氏反射并不能阻止宝宝摔倒，但宝宝可以通过这个反射在摔倒的时候得到妈妈的注意。当他们夸张地摇晃手臂的时候，妈妈会立刻抓住宝宝，防止他跌落。

还有些有趣的其他反射。

觅食反射：如果戳宝宝一侧的脸颊，他会转向你的手指，这个反射可以帮助宝宝找到乳头。大约出生 3 个星期后，这种反射就消失了。

紧张性颈反射：宝宝清醒的时候，让他仰卧，然后把宝宝的头偏向一侧，他会用同侧手臂伸到眼睛前，这种反射可能有助于宝宝探索。大约出生 4 个月后，这种反射消失。

踏步反射： 抓住宝宝胳膊，将他抱起，脚着地。他应该开始用小腿做踩踏动作，这可能帮助他们准备走路。这个反射大约 2 个月后消失。

巴宾斯基反射： 如果从脚趾到脚跟去搓宝宝脚心，你可能会看到他的脚趾散开，脚掌向内卷曲，不过这种反射的目的不详，大概在出生后 8～12 个月消失。

游泳反射： 将宝宝的脸按到一个水池里，他们会本能地屏住呼吸，手脚做游泳动作。这个动作要小心，因为他们仍然可能吞下大量的水。这个反射可能帮助宝宝落水以后生存下来，但会在出生 4～6 个月以后消失。

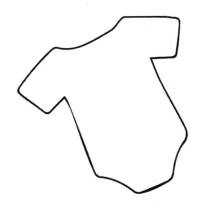

宝宝身体

86. 宝宝的生长曲线准确么？

这是一个令很多妈妈恐惧的时刻：到儿医诊所给宝宝量身高测体重，看看他们是否长得够快，或者他们是否长得和同龄人相比有点过头了（尽管他们看起来还是非常健康的）。

在英国，宝宝的身高和体重生长曲线都记录在每个宝宝的个人健康档案里——这是每个孩子的早期健康、发育和成长记录。每隔几个星期，你的宝宝就要被称量一次，然后将结果画在标准曲线上，告诉你和别的同龄宝宝相比，你的宝宝处在什么位置上。标准曲线上有 9 条蛇形曲线，代表高于或者低于平均值的"百分位数"。如果你的宝宝体重坐落在 9% 上，这意味着，对于 100 个同龄健康婴儿来说，有 9 个比你的宝宝轻，而有 91 个将比你的宝宝重。

生长曲线很容易给家长带来焦虑和恐慌，尤其是对那些几周内就在曲线上跳上跳下的宝宝来说。我的女儿在出生 4 周的时候在 25% 上，而后来降到 9%，然后又升到 50%。每次我都告诫自己不要担心——如果她持续上升或者下降，可能就要开始担心了。

有经验的妈妈们告诉我，生长曲线图是不准确的，因为它们是基于奶粉喂养的婴儿画出来的，往往是偏重的。但事实是这取决于你居住的国家和使用图表的版本。这种说法其实很快成为多余的，因为英国、美国和许多其他国家最近换掉了旧的曲线图，换上了由世界卫生组织（WHO）提供的，用完全母乳喂养的婴儿提供的数据画出的曲线图。

你的儿医或保健专家使用的图表是不是世界卫生组织的新图表是很

容易辨认的，因为新图表对早产儿有单独的一栏，而且 0～2 周没有曲线，50%（中间线）的线不再是旧版里的黑体。所以家长们并不会觉得这是所有的婴儿都应该努力达到的理想体重。

世卫组织在 6 个不同国家收集了大量数据之后，于 2006 年推出了新图表。因为纯母乳喂养是目前被世界卫生组织和许多其他健康机构认可的黄金标准，所以图表的基础是描述最佳条件下宝宝的成长过程，而不是实际上普通人群中的测量结果。

然而，引入新的图表并非完全没有争议。与来自美国、荷兰和其他欧洲多民族国家的现有生长曲线图相比，世界卫生组织图表的婴儿在出生后前 6 个月较重，而在 6～24 个月较轻。换句话说，4 个月大的宝宝以前归类为健康可能现在被归类为体重过轻，而 12 个月大的宝宝以前被认为是正常的体重现在可能被判定为超重。

这对于很多人来说都很诧异，因为以前的图表包括一些配方奶喂养的婴儿，一般以为会更重。一种解释是，决定哪些婴儿应该包括在世卫组织研究中的条件过于严格了，甚至已经导致了母乳喂养婴儿的体重增加看起来像是不正常的了。如果世卫组织的标准实在太高，这可能会阻碍妈妈们完全母乳喂养，甚至完全放弃。"如果孩子的体重偏低，妈妈可能认为她的奶供应不足。" 艾奥瓦市的艾奥瓦州大学儿科教授埃克哈德·齐格勒说。

然而，伦敦 MRC 儿童健康中心统计学家、流行病学专家蒂姆·科尔，曾经帮助世界卫生组织改编英国图表，认为固有模式也不一定就是可疑的。尽管普遍的看法是，配方奶喂养的宝宝更重，"母乳喂养的婴儿在开始长得更快，然后会慢下来。"他说。在英国，不论年龄，婴儿实际上使用较新的图表时更容易被归类为超重。

所以新生儿家长们应该如何理解图表呢？如果连专家们都不能同意评估婴儿体重的最佳方式，或许我们都应该放松一下，不用担心我们宝宝的成长是如何与平均值比较的。只要不完全处在图表之外，他们就应该没什么事。

生长曲线图也应该反映出不同的婴儿在身高和身材上的差异，所以即使你的宝宝在 1%或 99%上，也没有什么问题。另一种常见的误解是，无论宝宝多重，他都应该差不多一直在同一条增长曲线上，而不是从一个百分位切换到另一个。

宝宝出生体重并不仅仅是由他们的基因决定的，也和妈妈子宫和胎盘的供养，以及妈妈在怀孕期间的饮食有关。但是，一旦宝宝出生后，这些其他因素都不再起作用。这意味着，宝宝可能会减少或增加相当数量的体重，以保持他们的自然平衡。"特别是在第一年，婴儿会越过百分位数很多次，"科尔说，"一般情况下，在前半年，宝宝的体重非常极端时才需要去担心。"如果你担心宝宝体重增加的速度，那以可以买一套英国儿童成长基金会的"茁壮成长线"，放置在生长曲线图表上，以便知道你是否真正需要关注这个问题。

家长也无须在每次看医生或者助产士给宝宝称重的时候感到压力。事实上，最新的英国医学研究建议说，所有的婴儿都应该在 6~8 周大的时候进行称重，然后只有当父母或专业人士有忧虑的时候才需要再次称重。即使有人担心，宝宝也不应该在前 6 个月称重的频率超过每月 1 次，或 6~12 个月之间称重超过每 2 个月 1 次。而频繁地称量可能会产生误导，因为自然的波动和体重秤的差异可能大于在这期间内的体重增加。体重增加在宝宝接近他们第一个生日的时候也会减慢。

最后，当涉及很小的宝宝的时候，生长图表应该完全不需要。一般来说，在头两个星期，宝宝生命中重点考虑的并不是相对于其他婴儿他处在什么位置上，而是和出生体重相比长了多少分量。大多数宝宝在出生后通常会失重一些，但一般在 2 周左右恢复到出生体重，而且有 3%~7%的宝宝失重达到原本体重的 10%。即使是这样，至少有一项研究发现那些在第 12 天失重超过 10%的婴儿也不存在重大的健康医疗问题。除非医生对婴儿的减重抱有真正健康医疗方面疑虑，否则父母不需要强迫给宝宝补充配方奶，特别是在可能会影响母乳喂养的情况下。

87. 大宝宝长大后也会很大么？

很明显，父母高的话，孩子也会高，但是还有些别的因素也会影响宝宝出生时的大小，比如孕期增长的重量、妊娠糖尿病或者孕期吸烟。妈妈貌似对宝宝在孕期生长的影响比爸爸大些，有时候也是为了避免分娩时的严重并发症。

有一些研究发现，宝宝出生时的身高与体重和最终长大以后的体型有着密切关联。最强的关联是身高。作为一个大概的估计，丹麦一项最近的研究发现，男孩出生时矮于 47 厘米的话，长大以后的身高平均值是 175.2 厘米，而那些出生时高于 56 厘米的，长大后平均身高为 184.3 厘米。不过，这个指标对女孩不起作用。

另一项独立的研究发现，出生时的体重和身高对成人后体型的影响是相互独立的。所以如果你的新生儿又高又重，可能你家以后会长出个小巨人。

88. 为什么宝宝不长痣?

　　大部分宝宝出生的时候皮肤完美无瑕，但从出生大约 6 个月后开始，痣和雀斑开始出现，然后慢慢伴随他们从童年到少年。当长大成人的时候，大部分人皮肤上会有 12～20 个完全无害的痣。

　　至于具体什么原因触发了痣的生长还不清楚，这可能是基因和晒太阳的结果。痣多出现于经常受到太阳照射的皮肤上，通常开始于平的圆点，随着孩子长大它也均匀生长。有时候痣会突出表面，有时候变浅或者变深，但除非某些痣变痒、流血，或者和别的痣看起来不同，否则就没有什么可担心的。

　　多项研究显示白皙皮肤的孩子或者经常在阳光下晒的孩子更容易生痣，所以如果你的孩子喜欢户外运动，那么穿长衣长裤可以减少痣的出现。痣的多少也和基因有关，所以如果你和你的另一半有不少痣，你们的孩子也会长不少。有一点痣不用太担心，但要是有很多痣的话（成人超过 100 个），可能会让你增加患皮肤癌的风险。去很热的国家度假貌似也会增加孩子长痣的概率。

　　大约 1% 的宝宝生下来就有痣，这种痣被称为胎记。它们大部分是无害的，但如果你的宝宝有个非常大的胎记（直径超过 20 厘米），那么他长大以后患一种叫作黑色素瘤的皮肤癌的风险就会上升。

89. 肠痉挛是如何形成的?

　　Colic，肠痉挛，或者肠绞痛通常被家长视为梦魇。所有的宝宝都哭，有的哭得多，有的哭得少，但肠绞痛定义为一个原本健康的宝宝突然在某个时期持续激烈或不明原因的哭闹，每天可持续超过 3 小时，每周 3 天以上，连续超过 3 个星期。往往在宝宝大约 6 周大的时候达到高峰，通常傍晚和晚上更差些，到了 2～3 个月大的时候会突然停止。大约 1/5 的 2 个月大的宝宝患有肠绞痛，而且可能产生严重后果。患肠绞痛宝宝的妈妈更有可能患上产后抑郁症，更容易放弃母乳喂养，并且偶尔会做出一些不可思议的事情：袭击或者伤害她们自己的孩子。

　　千百年来，医生们将过度哭闹的原因归咎于消化问题——事实上，"绞痛"这个词来自希腊语 kolikos，意为"结肠"。然而，它也经常被用来作为一个包罗多种原因的词语。目前的理论包括：食物过敏；消化系统不够成熟；大脑正常发育过程的一部分（尽管是最极端的）；有些宝宝只是生来性情暴躁。

　　最近的一些研究表明，肠绞痛可能是因为宝宝肠道的低水平炎症，或肌肉痉挛（有点像成人炎症性肠道综合征）。也有一些证据表明，含马鞭草、洋甘菊、茴香、甘草、柠檬香脂的草本茶可以放松肠道肌肉，但给宝宝太多额外的液体可能减少他们喝奶的欲望。一种称为二甲基硅油的药物（英国市场上叫 Infacol）据说可以减少肠道中残留空气气泡的表面张力，从而使气体更容易排出。一项实验发现，和安慰剂相比，二甲基硅油在服用 4～7 天后会减少宝宝哭泣的时间，但这项实验只包括了 26 名婴儿，并没有提供任何如何减轻绞痛的解释。另外两项研究也没有发现显著作用。

虽然有人认为肠绞痛的婴儿本来就性格很差，但是大多数专家都认为这不太可能是造成肠绞痛的主要原因（尽管它可能是一个促进因素）。虽然在肠绞痛和母亲的焦虑之间有相关性，但这不能说明其是一个直接原因。家长应尽量注意宝宝劳累和饥饿的早期信号，因为这些可能让他们哭得更凶。

许多儿科医生认为，只要婴儿成长和发育正常，并没有必要治疗肠绞痛，因为它通常会随着时间的推移而消失。不过有点麻烦的是，有些被诊断为肠绞痛的宝宝可能有着潜在的健康问题，通过治疗可能会结束他们的痛苦。

在一项针对 24 名健康婴儿和 19 名肠绞痛婴儿的小型研究中，研究人员发现，高达一半的肠绞痛患儿表现出明显的喂养问题，包括吸吮节奏低，吸吮呼吸和吞咽的不协调。超声波扫描也揭示了更多肠绞痛患儿胃肠反流的证据——这也从妈妈那里得到了证实。

在简单认定是肠绞痛之前，你应该尽量排除以下一些原因。

胃食管反流：吐奶是新生儿中极为常见，而且常常是不需要担心的症状。反流通常不会引起疼痛，因为进食 2 小时以后吐出来的东西 pH 值是中性的，奶水在这里成为胃酸的缓冲。但是，如果你的宝宝吐了血，拒绝喝奶，不长重量，或喷射状呕吐的话，可能是更严重的胃食管反流病的迹象，你应该咨询医生。

感染：感染有时会被误认为肠绞痛，因为感染也会导致宝宝痛哭。一项针对因为哭泣不止而送往医院的 237 名婴儿的研究发现，其中 5% 的婴儿患有一种潜在的疾病——最常见的是尿路感染。

母乳喂养的问题：不能正确地喂奶可能会导致宝宝过度苦恼，因为宝宝没有得到足够的乳汁。在前 6 周，最明显的判断是，如果宝宝每天少于 6 块湿尿布或 4 块沉甸甸的一次性尿不湿，并每天少于 3～4 次黄色大便（虽然宝宝大便次数差异很大）的话，就有缺乏母乳的可能。

功能乳糖过载：宝宝如果喂母乳时间太短，没有喝光相对水状的前乳，从而喝不到富含脂肪的后乳，就容易患一种叫作乳糖功能过载的疾病。母乳的脂肪含量随着哺乳的进程而增加，而这些脂肪减慢了乳汁通过肠子的进度，给它们更多消化的时间。但如果宝宝只喝了水状前乳，乳汁通过肠道过快，未消化的蛋白质在结肠发酵。其结果会导致泡沫状和爆炸状大便，使宝宝腹胀、大哭和饥饿。一项对 77 名 5 周大的宝宝的研究发现，那些肠绞痛的宝宝缺乏进食高脂肪食物时分泌的激素，这表明他们食用的母乳不够油腻——很可能是因为他们吃奶时间不够长。另一项研究比较了提供一个乳房喂奶较长时间，或者提供双侧乳房喂奶较短时间的差别，发现只从一边乳房喂养的婴儿患肠绞痛概率较低，而且妈妈们也更少患乳房肿胀和乳腺炎。

食物过敏：有时宝宝可能会对妈妈的饮食过敏，尽管医生会建议妈妈停止食用大豆、小麦、坚果和鱼，以减轻宝宝的不适，但其实唯一和哭闹不止相关的是牛奶过敏。大概 5%～15% 的婴儿表现出的症状表明他们可能对一些牛奶中的蛋白质过敏，但这其中也只有一半会觉得难受。关键的能看出来的症状包括哭泣、流鼻涕、持续咳嗽、皮疹或湿疹、频繁的奶返流、腹泻或便秘。妈妈们停止食用奶制品两周后应该就能判断出，牛奶过敏是否是宝宝问题的根源。如果宝宝是配方奶喂养的，那么你可以尝试换一个水解或低过敏性的配方。欧洲专家的研究发现，没有证据支持宝宝食用大豆蛋白的奶粉会导致肠绞痛、反胃或长期哭闹。

乳糖不耐受：牛奶过敏和乳糖不耐受是不同的。乳糖不耐受的婴儿没有足够的乳糖酶来分解母乳中被称为乳糖的物质。其结果是这种糖过多地进入大肠，在那里发酵引起腹胀和疼痛。一些小型研究发现，患有肠绞痛的婴儿呼吸中含有过多的氢气，这就是乳糖发酵的产物。一些早期的研究表明，喂食含有乳糖酶的婴儿配方奶可以缓解一些肠绞痛症状。然而，真正的乳糖不耐受在宝宝出生后的第一年里是相当罕见的，一些儿科医生认为乳糖不耐受已经被过度诊断了。更有可能的是功能性乳糖过载或牛奶过敏，但宝宝却可能因为胃肠炎或牛奶过敏造成的肠道内壁损坏发展成暂时的乳糖不耐受。给对牛奶过敏的宝宝喂食不含乳糖酶的配方奶可能会使情况变得更糟，因为配方奶中含有牛奶蛋白，会不断刺激肠道。

90. 什么是对付哭泣的宝宝最好的方法?

　　任何一个和哭泣的宝宝同处一个封闭空间的人都了解这是多么可怕的一件事。不知所措的父母们尝试任何办法：摇晃宝宝，推着小车打转转，用振动床垫，或者用任何能解读宝宝哭泣的仪器来了解他们究竟是饿了，还是无聊了，还是困了，或者不舒服。

　　毫无疑问每个宝宝对各种策略反应不同，科学家还是相当重视这个问题，并且做了很多相关测试。

　　家长对付孩子哭的首选策略是抱起宝宝，裹在背巾里。研究发现这种方法效果不是很明朗：有的发现宝宝 6 周之前开始用这招才管用，但有的发现这招没有什么作用。还有人担心长期抱着宝宝会养成在父母怀里入睡的坏习惯，而不能自己独立入睡。

　　抱宝宝尤其对患疝气的宝宝不起作用。即使在妈妈总是背着抱着的情况下，也总有些宝宝大哭不止。一项对 66 个说宝宝哭得很过分的母亲的随机控制实验发现，简单抱抱摇摇宝宝，或者每天多抱宝宝 2 小时对宝宝哭泣的长短和频率来说没有什么影响。

有效减少宝宝哭泣的一种方式是，宝宝清醒的时候建立一套灵活的常规的措施，这和"宝宝语"发明者特雷西霍格的方法类似。一项研究发现，重复如下的常规措施有助于减少 8 周以下宝宝的哭泣：睡觉醒来喂奶，然后玩一会，然后安静地躺在垫子上或者小床里，同时家长观察是否有任何疲劳的信号（比如揉眼睛），然后再睡一会（用被单或者毯子裹紧）。

另有研究发现，包裹住宝宝的上半身，限制他们的上肢运动也似乎能延长他们白天睡眠的时间，不过裹住的宝宝不能脸朝下，同时包裹不能太紧以致宝宝完全不能活动四肢。肌肤接触对于很小的宝宝来说也有减少哭泣的作用，还有证据显示给宝宝按摩也能减少哭泣，帮助 6 个月以下的宝宝睡眠和放松。

如果你已经正确试过所有方法，但没有起作用的话，大部分儿科医生会建议将宝宝放在安全的地方，好好歇一下。不幸的是，一小部分宝宝看起来是毫无原因地哭泣。不过好消息是大部分哭得很多的是 5 周～6 周的宝宝，他们 3 个月的时候就可以睡整觉了，而且不像其他宝宝那样不安稳。

91. 为什么有些肚脐会凸出来？

肚脐是脐带干瘪了之后剩下的部分，至于为什么有的人肚脐会变成洞，而有些人的则会凸出来，这还是个不解之谜。一个理论说，肚脐是否突出来受切断脐带后下方和周围的疤痕组织多少的影响。还有可能是因为脐带并没有很好地闭合，导致脐疝。这种脐疝通常是不疼的，而且当宝宝哭泣或者吃饱的时候最为明显，通常在 18 个月之后就消失了。现在还没有办法能预测宝宝的肚脐是否会凸出来。大约 20% 的新生儿会凸出来，但当他们长大以后，脂肪在瘢痕组织附近积累，就会把肚脐拽回去。营养不良可以改变肚脐上方组织的形状，而肚脐的大小被认为与怀孕期间脐带的大小相关，因此可能显示胎儿得到营养的多少。

芬兰赫尔辛基大学的亚希·辛克南研究了肚脐的进化，他相信肚脐和女人的生殖适应能力相关（显然还没有人在男人肚脐上做过类似的研究）。研究表明，最理想的女性肚脐形状是对称的 T 形或对等形，其上方的大帽状皮肤与肚脐大小相称。不过，辛克南还说："在撒哈拉沙漠以南的非洲社会，凸肚脐是常见的，并且受人尊敬。"

92. 宝宝愈合得比成人快么？

受伤是人生中的常事，但是当第一次在宝宝完美无瑕的皮肤上看到流血的时候，对每个家长来说都是痛心疾首的回忆——尤其在你自己是罪魁祸首的时候。我家宝宝第一次受伤，是她 1 个月大的时候我给她剪指甲，不小心剪到了皮肤，小小的伤口流了些血出来。

神奇的是，宝宝们愈合得很快，而且不会留疤。当成年人的皮肤受到伤害时，身体会释放出促进肿胀和炎症的化学物质，以促使免疫细胞来修补。当皮肤开始愈合时，细胞分泌的胶原纤维修补了伤口。在正常皮肤中，这些胶原纤维会形成十字形图案，但是，在疤痕组织里，它们并排排列，使得皮肤组织弹性变差。与此相反，胎儿的免疫系统尚不成熟，皮肤受伤的时候很少会产生炎症，这似乎反而愈合得更好。即使是在子宫内的胎儿身上动大手术，他们也可以毫无瑕疵地出生。

这种超级愈合能力似乎在出生后依然存在。在一项最近的研究中，费城儿童医院的医生对孩子包皮环切术过程中去除的包皮样本进行了研究。他们很好奇，在普通的修复尿道下裂——一种常见的出生缺陷，其中阴茎孔错位——手术中为什么伤疤的数量和并发症的数量会随着孩子的年龄增长而增加。

当他们对小于 28 天的婴儿皮肤做分析时，他们发现，这些婴儿产生的促进皮肤肿胀的化学元素要比那些 6～12 个月大的婴儿少很多。这种化学元素在年龄更大的孩子身上含量更高。

并不只是对于瘢痕如此。最近的研究发现，如果新生小鼠心脏尖部被手术切除的话，几周之内就能长回来。进一步研究发现剩下的心脏细胞开始分裂，产生新的心肌组织——这在成年鼠身上是不可能发生的。尽管还没有人证明人类婴儿也具备同样的能力，但是小儿外科医生报告说，某些类型的心脏手术在孩子出生的最初几个月内完成比起孩子大一点后再做更成功。如果我们能够理解这种复杂的化学信号如何让这种再生发生的话，我们可能有一天能让成年人也得到这样的能力。

93. 宝宝为什么长牙之前要啃东西？

红脸蛋？流口水？烦躁不安？咀嚼任何能拿到手里的东西？宝宝一定是出牙了吧？许多其他症状也源于长牙，比如腹泻、睡眠障碍和发烧。但长牙真的是罪魁祸首么？

婴儿出生时乳牙已经整齐地坐落在牙龈下面了，但大多数宝宝直到大约半岁的时候才冒出第一颗牙齿（虽然在极少数情况下，宝宝出生时就可见牙齿，尤其会令打算母乳喂养的妈妈感到郁闷）。第一颗牙一般是中间的门齿，随后不久是门牙旁边的侧切牙，然后是第一磨牙和犬齿。最后，在大约2岁的时候，第二磨牙开始出现。女孩往往会比男孩更早长齐牙齿，但究其原因还不明了。

究竟是什么引发牙齿萌出仍然是一个医学之谜，但我们知道，牙齿病不是由牙根的生长或下颚骨向上推而产生的。牙齿本身似乎是这个过程的被动旁观者，但在口腔中它的组织结构能够分泌某些化学物质，可以触发细胞生长和炎症，而这些在理论上可以触发刺激，流口水和鲜艳的红脸蛋等，所以这些通常被认为是长牙的征兆。事实上，其中的一些化学物质被认为与发热、睡眠障碍和食欲不振有关。

尽管一些研究表明，正在长牙的宝宝比没出牙的宝宝表现出更多的吸吮、流口水和发烧，但这些研究中的观察者都知道，他们参与的是一个和长牙相关的研究，因此结论可能有些偏颇。

为了进一步调查，澳大利亚帕克维尔皇家儿童医院的梅利莎·维克和她的同事要求21名在托儿所的婴儿的家长每天填写一份问卷调查，描述他们孩子的情绪、健康、流口水、睡眠、尿布以及他们发现的在过去 24 个小时的任何皮疹或面部潮红。家长和幼儿园的工作人员在 7 个月的时间里尽职尽责地完成了这些问卷，同时牙科理疗师也每天来测量婴儿的体温，并检查任何牙齿萌出的迹象。

和人们的普遍想法相反，研究人员发现，没有证据表明在出牙前 5 天里宝宝会出现任何加重的病情或发热、情绪或睡眠障碍、流口水、小便增多、脸蛋发红或皮疹——不过家长报告出牙 5 天之内可能出现腹泻。

最近，巴西研究学者进行了一项类似的对 47 名婴儿妈妈的问卷调查。发现类似的证据显示当牙开始萌发的当天以及后一天，婴儿会有睡眠障碍、流口水、皮疹、流鼻涕、腹泻、食欲不振以及烦躁不安的症状。而这些症状在长牙前几天并没有出现，意味着并没有办法通过症状来预测什么时候长牙。

那么为什么研究结果和我们以前一直认为的如此不同呢？维克说长牙可能已经成为一个替罪羊，因为在 6～24 个月这个年龄段之间突然增加的呼吸道、中耳和腹泻感染，以及宝宝其他发育过程，可能导致宝宝更烦躁不安以及睡眠减少等。

如果宝宝烦躁不安、易怒，人们往往更容易把它归因于一个已知的身体原因，而不是接受他们只是心情不太好的说法——或者说是一种行为问题。我就知道对我自己的女儿来说，有个身体原因的话，她的烦躁不安以及红彤彤的脸蛋更容易博取我的同情心。

94. 为什么宝宝的发色和成人不同？ 为什么宝宝也掉头发？

　　有的宝宝天生没头发，有的却带着满头秀发出生，但是发色却在出生几个月后就发生了变化（更别提长大以后）。我的女儿玛蒂尔达出生的时候半秃，在头皮底部边缘长着一圈棕色头发，看起来有点像个小和尚。1个月之后，所有的棕色头发都掉了，换成了满头的金发。我一个朋友的女儿出生时是橙色头发，但后来也变成金发了。

　　宝宝的头发大约在孕期20周开始生长，他们的胎毛一般像丝一般柔软、纤细，和我们的体毛差不多。随着头部毛囊生长变大，胎毛会掉下来，换上中间阶段的头发，不过也有一些婴儿的胎毛还会继续增长。最终，2岁左右，中间阶段的头发被更粗的真正的头发取代，这才和成人的头发差不多。

　　黑色素起着决定头发颜色的重大作用。黑色素有两种类型：真黑素——让发色变成褐色至黑色，褐黑素——使头发颜色变成金色或红色。一般情况下，你的头发颜色取决于这些色素在身体中的比例。但很多人也注意到，金发的孩子往往长大成人后变成深色头发。这是因为这些色素的酶随着人的年龄增长而改变活性，受青春期激素的影响而变得更加活跃。

　　虽然没有人测试过，但很可能正是在怀孕期间妈妈的激素流经宝宝的身体，导致其胎毛的颜色可能和长大后头发的颜色不同。我们知道，妈妈体内雌激素水平过高会导致女孩乳房发胀或者产生乳汁，甚至分娩后最初几天来月经。

那么是什么原因导致有的宝宝出生以后掉头发呢？头发通常开始在头部前部生长，然后随着宝宝长大再向脑后传播。头发生长还可以在一个周期里循环，经历一个成长阶段、中间阶段和休息阶段——在这之后头发就掉下来了。宝宝出生时有多少头发往往取决于这个周期的毛囊已经发育到什么阶段。有的宝宝胎毛在出生时就已经都掉了（甚至开始长出新头发），而另外的宝宝可能依然会留下一点胎毛——通常像玛蒂尔达一样长在后脑勺。

这些生长周期也可以在一定程度上重叠，也就是说宝宝可以同时拥有不同的发质。一般来说，肤色较深的宝宝往往毛发生长周期也更长，这意味着，他们往往天生满头都是头发，比一般的宝宝多。

头皮背后的头发往往有个顽固的倾向——直到出生后约3个月才进入最后的休息阶段。许多家长往往发现宝宝在这时候会秃顶，而通常归咎于宝宝在婴儿床床垫上摩擦头皮造成的。虽然摩擦的区域可能有助于头发掉光，但其实这个秃顶是由这些最后脱落的胎毛引起的。这种现象也有一个琅琅上口的名字："婴儿枕秃"。

95. 新生儿会出汗么？

宝宝们从一出生就具备调节自身体温的能力（除非是早产儿），只是没有成年人调节得那么好罢了。一种调节体温的机制就是流汗，它可以通过蒸发使热量散发。研究显示大部分在孕期 36 周后出生的宝宝在出生第一天就开始出汗了，不过他们出汗没有成人多，可能需要更高的体温才能触发这个机制。也就是说，出汗不能作为宝宝过热的指标，最好摸一摸宝宝脖子后面或者胸口来感受一下他们的体温。

96. 头囟门会疼么？

　　头骨有 7 块骨头，出生时并没有完全闭合。也就是说宝宝的头型可以在出生时受到压力的情况下发生变化，这样更容易通过产道降临世间。头骨连接的部分称为头囟门，尽管只有两处，但足够大到你能摸到。最明显的一处在头顶，像软钻石状，直到 19 个月大时才会完全闭合；另一个小一点的在后面，出生后 2 个月就闭合了。除了让头部能承受压力以外，囟门在头骨完全闭合和硬化之前也赋予了大脑成长的空间。

　　很难知道究竟要用多大的力按宝宝的头囟门才能伤害到你的宝宝（我怀疑真有人想这么做）。尽管头囟门骨没有骨头那么坚固，但其实还是相对稳健的，因为大脑是由一个厚厚的介于皮肤和头骨之间的纤维膜保护着的。

97. 奶嘴有利还是有害?

使用奶嘴的情况似乎在减少。眼下在英国的中产阶级中，如被发现宝宝嘴里含着奶嘴，父母通常会受到指责。不过许多奶奶和外婆依然依靠着奶嘴抚慰哭闹的宝宝以及解决睡觉问题。即便如此，在西方国家里估计有 75%~85% 的婴儿使用奶嘴——至少在私下里使用。

那么究竟哪方是对的呢? 小宝宝喜欢吸吮是不争的事实 (吸手指头或者奶嘴)，儿医广泛认为吸吮有利于宝宝减少疼痛。

奶嘴帮助抵御婴儿猝死综合征 (SIDS) 也是使人感兴趣的。美国儿医学院现在建议在午睡时和晚上睡前提供一个奶嘴以减少 SIDS 的风险。有研究估计，在 2733 名使用奶嘴睡觉的宝宝中，至少有一个婴儿可避免猝死的发生。有几种解释: 其一是，宝宝睡觉用奶嘴似乎更容易被唤醒，因此如果夜间发生什么事情可能更容易醒来; 另一种理论是如果婴儿鼻子堵塞，奶嘴会让婴儿更容易通过嘴来呼吸。然而，儿科医生不建议在宝宝不愿意的情况下强迫宝宝使用奶嘴，或者当宝宝吐出来的时候重新插回去。

SIDS 风险的最大年龄是 6 个月，所以在此之后使用奶嘴的益处就减少了。在 6 个月以后让宝宝戒掉奶嘴的一个原因是，感染的风险上升了。一些研究已经发现，奶嘴上往往会寄生酵母菌和其他细菌，胶乳奶嘴似乎比硅酮的更易令这些生物蓬勃生长。吮吸拇指或手指也会增加婴儿接触到这些邪恶菌群的机会，虽然没有人直接比较过用奶嘴更好还是更糟。

虽然大多数微生物不会引起疾病，在英国一项针对超过 10000 名婴儿的研究发现，那些在 15 个月大的时候依然吸吮手指或奶嘴的婴儿有耳痛和肠绞痛的概率比不吸吮东西的婴儿要高——不过经常需要咬奶嘴的婴儿往往有其他的病因。不过这个概率很可能是很小的。另一项针对 476 名儿童的研究发现，那些使用奶嘴的孩子里 35% 患有中耳感染，而没有吸奶嘴的为 32%。复发性耳部感染率在吸奶嘴组是 16%，而在对照组是 11%。

最后，很多家长担心吸奶嘴或吸吮拇指可能对他们孩子的嘴部发育有影响。无论是美国牙医协会还是美国儿童牙科学院都建议 4 岁以后尽量不使用奶嘴，因为这会增加咬合不正或牙齿错位的风险。在一项研究中，在 4 岁仍然使用奶嘴或者吸吮拇指的孩子中，咬合不正畸形的发病率约为 71%，在 3 岁～4 岁之间停止吸吮的孩子中为 32%，而在两岁前就停止吸吮的孩子中只有 14%。

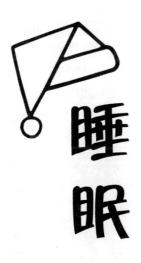

睡眠

98. 宝宝知道白天和黑夜的区别么?

z^{zZ}

　　新生儿往往睡得很多——至少在最初的几个星期——这对措手不及的新爸妈来说是个好消息。新生儿平均每天有 16～18 小时的睡眠，满月的时候往往下降到 14～15 小时。在这个阶段，他们的睡眠模式和白天还是黑夜关系不大，而是和他们肚子饱不饱有关。不过两三个月后他们就开始掌握白天和黑夜的概念了。

　　任何倒过时差的人都知道，人类有个根深蒂固的生物钟，这意味着我们的身体在不同的时间段有不同的反应。原因之一是，夜幕降临的时候我们分泌出更多的促睡眠激素：褪黑激素，这意味着夜越深，我们睡得越沉。

　　那么，我们的宝宝呢？人体的主生物钟位于大脑中被称为视交叉上核（SCN）的区域前面。它与眼睛直接接触，当你跨时区旅行的时候，暴露于强光下的时间改变，使我们可以改变生物钟，在一两天内将时差倒过来。一般认为，SCN 区域是在大约孕 20 周的时候发育的，胎儿也在一天中的不同时段表现出心跳速率、呼吸运动和激素水平的差别——虽然这种变化有可能是被妈妈驱动的，而不是自身产生的。

　　SCN 在出生后慢慢成熟起来。几周大的婴儿，其睡眠在 24 小时内分布比较均匀。但长到 6 周以后就会变得白天活跃，晚上嗜睡，而在 3 个月以后，到了晚上，宝宝血液中就可以检测出褪黑激素的上升了。

　　你奶奶可能告诉过你，让宝宝睡通宵的一个好方法就是在白天让他们在花园里玩。虽然你可能会怀疑这会让宝宝们过度兴奋，而不能恢复平静，但她们很可能是正确的。有研究表明，2～3 个月的宝宝白天在阳光下玩耍，晚上睡得更好。这可能和人们晒太阳以后倒时差更快是同样的道理——明亮的光线对于设定生物钟，并确保它正常运行起着至关重要的作用。

99. 宝宝的睡眠习惯来自遗传么？

大多数人大致可分为两类："百灵鸟"类是早睡早起型，而"猫头鹰"类是熬夜晚起型，晚上更精神些。你属于哪个类型似乎在一定程度上是遗传的，这对"猫头鹰"类的爸爸妈妈来说是个好消息，不怕被"百灵鸟"类的宝宝唤醒了。

有趣的是，一个人真正成为百灵鸟或猫头鹰也随着他们出生的季节来变化。几项欧洲和加拿大的研究表明，在春夏季出生的宝宝更容易变成猫头鹰，而那些出生在秋冬季的宝宝则更容易成为百灵鸟。特别是在加拿大蒙特利尔9月下旬和10月之间出生的宝宝，成为百灵鸟的比率相当高。这可能是由于10月至12月在蒙特利尔生活是最为黯淡的月份，因为那是一年中平均日照时间最短的时段。研究者认为，出生后的一段时间可能是关键窗口期，那时候人体生物钟对光线非常敏感，同时未来的睡眠模式可以在这期间设置。几项对大鼠的研究表明，那些在昏暗光线下长大的大鼠对光更为敏感，比如在白天更难入睡。

有关睡眠的其他方面又如何呢？我们了解的许多关于睡眠模式继承的知识来自于对同卵双胞胎的研究。因为他们有着相同的基因，所以通过观察他们之间的行为差异，我们可以了解到底有多大比例归结为遗传，多大比例可以归因于外部因素——例如他们是如何长大的、他们的工作时间和他们的社交生活。双胞胎的研究表明，遗传因素只能解释大约 1/3 的睡眠差异——睡眠量、入睡过程的时间以及在夜间醒来的次数。这意味着，虽然宝宝的睡眠模式应该和父母睡眠模式相关，但外部因素有更大的影响力。

100. 怎么才能让宝宝睡整觉？

新生儿平均每天睡眠 16～18 个小时，但个体差异依然存在。一项大型研究发现，有些新生儿每天只需睡 9 个小时，而另一些则在 24 小时中要睡超过 19 个小时。2 个月大的宝宝也是如此，有些宝宝只睡 12 个小时，而另一些则要睡 21 个小时。

那些睡觉多的宝宝的爸爸妈妈运气相当好，因为宝宝的睡眠量和烦躁的程度似乎随着年龄的增长保持相对一致——尽管他们多久醒来，多久需要喂食和哭泣还是根据他们的生活有所不同。

至于睡整觉，家长不要期望太早太快。虽然有研究发现，多达 3/4 的婴儿都可以在 12 周左右开始睡整觉，但"睡整觉"的意思是指连续 5 个小时不受干扰的睡眠——这个定义我相信大多数家长都会吐槽。一篇对 26 项关于婴儿睡眠研究的综述指出，健康的 3 个月大的宝宝中只有 37% 可以在夜间睡 8 小时而不吵醒他们的父母。

虽然决定宝宝需要的睡眠量有一定的遗传因素，但研究表明，父母与孩子的互动也对孩子睡整觉起到至关重要的作用。那么，你如何帮助宝宝睡整觉呢？

大多数睡眠研究人员认为引入一套日常睡觉规范——比如先刷牙，再洗澡，最后讲一个故事——可以帮助宝宝每天按时入睡，按时起床（假设他们不先叫你起床），并确保他们白天进行体育锻炼。令白天和黑夜有明显的区别也似乎有所帮助，比如白天的睡觉房不要太黑，并尽量减少晚上与宝宝的互动。至少有一项研究发现，在午后接触到更多日光的宝宝比那些接触得少的宝宝在晚上睡得更好。

宝宝是习惯性动物，并能很快学会一定的与睡眠相关的规律。这意味着，如果爸爸妈妈不留神，宝宝也可以养成坏习惯。一项关于在夜间醒来和睡觉等问题研究的综述指出，一些最常见的宝宝睡眠问题包括需要被摇晃入睡，抱着入睡，或者陪着宝宝入睡，吃奶入睡，以及在夜间喜欢醒几次等。这些不可能是父母可以养成的习惯。更有可能的是，他们天生易对宝宝妥协——比如宝宝在床上连续醒着 5 个小时之后，不得不把他抱到床上喝奶才能入睡。

从一开始就不让宝宝们建立坏习惯是最好的阻止坏习惯养成的办法，因为坏习惯一旦养成就很难改变。大多数专家认为，家长应尽量在宝宝还清醒的时候把他们放在自己的小床上，这样宝宝才不会依赖他们入睡。

有迹象表明，父母可以在宝宝很小的年纪就开始尝试帮助他们建立良好的睡眠习惯。一项针对 610 名妈妈的调查研究发现，产后 10 天就接受一些培训的宝宝比没有接受任何培训的宝宝，在 12 周的时候能睡 5 个小时的多 10%。

下列 8 点值得妈妈们参考（*Use of a behavioural programme in the first three months to prevent infant crying and sleeping problems. Journal of Paediatrics and Child Health* Vol 37，issue 3，p 289—297，June 2001）。

1. 白天的时候，每次宝宝饿了都喂一下，然后花很多时间和他们交流。尽量每天同一时间洗澡。

2. 晚上10点到午夜之间，尽量让宝宝吃得饱饱的——喂奶的时间长一些，或者多给一点配方奶粉。

3. 如果你的宝宝在喂奶之后还醒着，可以给他们换尿布。不要抱着，摇着，或者喂奶的时候睡觉。在清醒的时候把他们放在小床里，让他们学会自己安静下来。灯关暗，但不一定全熄。

4. 如果宝宝不能安静下来，试试如下方法。

① 尿布需要换么？

② 需要裹起来么？

③ 太热或者太冷么？

④ 轻轻拍，同时和宝宝轻声讲话。如果需要的话，抱起来哄一哄。

5. 尝试区别真哭还是哼唧，减少宝宝晚上被抱起的次数。宝宝睡觉前经常哼唧，则并不需要进一步关注。

6. 晚上喂奶的时候尽量让灯光昏暗。满足宝宝换尿布和进食的需要，然后把他们放回床上。如果宝宝不能安静下来，重复步骤4。

7. 如果你的宝宝晚上醒来的频率超过每三四小时一次，那么他们可能不需要每次都换尿布。

8. 晚上尽量让宝宝感到越无聊越好。晚上就是睡觉的时间。

当宝宝3周大的时候（只要他们健康，体重就会增加了），妈妈们晚上喂奶应该延长间隔时间。这并不意味着让宝宝长时间自己哭，而是教他们把醒来和喝奶分清楚，因此他们不会想当然地醒来就要喝奶。拖延战术包括换换尿布，然后安置回去睡觉，拍一拍，抱一抱（注：母乳喂养专家目前的建议是母乳喂养的妈妈至少前几周不要切断夜奶，按需喂奶对于建立正常奶量很重要）。

事实上，许多妈妈在这项研究中并不想延长夜间喂奶间隔——大概是因为她们不想在宝宝睡着的时候吵醒他们。不过，在接近6周时，她们也开始试图延长夜奶间隔。尽管如此，事实证明，两组之间的差异还是明显的，家长们可以采取一些措施提高夜间睡眠。

在一项独立的对 26 名妈妈和她们的新生儿的研究中探讨了集中喂奶（也称为"梦中喂奶"），其中一半妈妈被告知要在晚上 10 点到午夜之间给予额外的奶水，然后逐渐增加喂奶量，夜里醒来不再喂奶，而是换个尿布抱抱哄哄就放回去。妈妈们也尝试着在白天将宝宝放在小床上，而不是抱着他们入睡，并试图增加白天和晚上的差异（例如，在白天不使用遮光窗帘，而在晚上尽量少和宝宝进行活动）。

当这些宝宝达到 8 周大的时候，所有按照程序入睡的宝宝都能在晚上睡 5 个小时以上，而与之相比，那些没有进行这些程序的宝宝只有 23％可以睡 5 个小时以上。尽管宝宝在夜间吃奶较少，但研究人员发现，他们 24 小时里整体奶摄入量、体重增加和那些经常喂食的宝宝是一样的。他们似乎在清晨喝下更多的奶来弥补夜间减少的奶量。

101. 陪睡对宝宝有利还是有害?

对于世界上大约 90％的人来说，陪睡是合乎常规的，但在许多西方国家，育儿专家提出反对意见。部分原因是安全隐患，因为有研究表明，陪睡提高了婴儿猝死综合征（SIDS）的风险（虽然可以采取措施来减少风险）。然而，还有一个普遍的担心，如果宝宝开始睡在爸妈的床上，就会永远不再能把他们踢出去。

尽管有这些担忧，但陪睡似乎在许多西方国家呈上升趋势。美国的一项家长调查发现，从1993年到2000年间，妈妈整夜或晚上部分时间陪自己宝宝睡觉的比率上升了12.8%，而另一项独立的研究报告说，近一半的英国妈妈在前几个月和宝宝同睡一张床，而宝宝3个月大以后的陪睡概率就下降为29%。

这些支持陪睡的妈妈们称陪睡时母乳喂养更容易，能促进宝宝发育，巩固亲子关系——而且它实际上降低了SIDS的风险，因为家长可以更密切注意他们的宝贝。事实上，确实陪睡的宝宝中母乳喂养率较高，但这是个很难讲清的事实，因为许多选择陪睡的妈妈也特别热衷于母哺。一项小型研究中拍摄了妈妈和宝宝的睡眠状况，有的宝宝和妈妈同床共枕，有的躺在一侧和大床连起来的小床上，还有的躺在一个单独的婴儿床上。研究发现，和单独的婴儿床相比较，那些陪睡的或小床连在大床上的妈妈们母乳更频繁，这将有助于建立更好的母乳奶量。然而，另一项研究发现，就宝宝增重而言，陪睡的宝宝和单独睡的宝宝并没有差异。

证据表明，陪睡对大脑发育的好处也是牵强的。一项针对205名孩子从出生到18岁的研究发现，那些陪睡的孩子在6岁的时候有着较好的记忆和决策能力，以及较好的认知能力，但差别很小。而当他们在18岁时再次评估认知、社交、情绪或发育成熟度的时候，发现已经没有差异了。同时，另一项针对175名独自睡眠宝宝和29名陪睡宝宝的研究发现，他们4个月大的时候进行的评估显示，独睡的宝宝比陪睡的宝宝更少烦躁。

这里有一个关键问题是，研究人员、医务人员和家长之间对陪睡的概念可能有区别。研究者通常定义陪睡为共享同一个房间，而不是同一张床上，但医疗人员经常使用陪睡来形容在一张床上。那些鼓励陪睡的人士经常引用的一项研究发现高自尊的妈妈会陪睡，但他们实际上研究的是几年间和父母在同一房间里睡，而不一定是同床共枕。

事实是，关于陪睡对身体和情感的好处的高质量研究还非常少，所以还没有定论。

安全问题也远非那么简单。从那些由于 SIDS 而致死的宝宝特征看来，这些研究已经确定了陪睡确实是一个可能的促进因素，但其实这很难和其他因素分开，比如经常大床边上放小床，比如贫困，比如父母吸烟，或宝宝趴着睡觉。安全问题和每个家庭的不同特点有很大关系，从不抽烟的家庭陪睡不会导致宝宝患 SIDS 的风险增高，而宝宝睡在沙发上家长还抽烟的情况下，风险会增高 12 倍。

鉴于这种不确定性，可能家长要根据自己的实际情况来决定什么最适合他们。如果你想与你的宝宝睡一张床，那么你需要知道，增加 SIDS 的危险因素包括吸烟（尤其是妈妈在孕期抽烟，这可能会影响大脑的发育），带宝宝在沙发上睡同时吸食毒品或饮酒。过热和用枕头也是可能的风险，所以你应该采取措施避免这种情况的发生。

102. 让宝宝哭会造成长期危害么?

$$z^Z Z$$

没有什么话题比父母要不要采取措施控制宝宝哭泣 * 更有争议的

---

* control crying 指的是一种不一直迎合婴儿哭泣的做法。

了。那些支持者称哭泣的痛苦只是暂时的，而教会孩子如何让自己安静下来则是家长能给他们的最伟大的礼物之一。而那些反对者则认为让孩子独自哭泣是残忍的，可能造成永久的伤害。育儿书也各持己见。39本目前在美国市场上的关于婴儿睡眠的育儿书中，24本赞同或主张把控制哭泣作为教孩子睡觉的手段，而12本反对或警告。其余的不采纳任何立场。

在教婴儿睡眠方面，控制哭泣似乎很管用，但其他不这么惨烈的方法似乎也同样有效。2006年，美国睡眠医学学会（AASM）发表了一篇涉及52项研究的综述来评估睡眠训练，其中许多方法都涉及一定程度的控制哭泣的方法。

严格的意义上讲，控制哭泣的方法涉及忽略所有哭闹、发脾气、呼唤家长，除非宝宝受伤、生病或处于危险之中——每天晚上都是如此，无论哭泣多长时间。其论点是，如果你让步并对宝宝作出回应，他们下次会哭更长的时间。比此方法略微人性点的方法包括逐步延长时间间隔去看望宝宝，然后离开，或留在房间里和宝宝一起，但忽略哭声。最终的目标是教会宝宝自我安慰的能力，使他们能够独立地睡着。

其他教宝宝睡觉的方法包括建立良好的睡觉日程，比如洗个澡，讲故事；定点唤醒，当孩子即将醒来之前的15～30分钟时叫醒他们，然后在他们懵懂之时再放回去接着睡；教育家长给宝宝建立好的午睡习惯，形成按时睡觉的程序，当他们困了的时候就放到床上，而不是睡着了以后再放。

根据美国睡眠医学学会的综述，所有这些方法都有一定程度的效果，有几项研究进行了不同方法的横向比较，几乎没有证据表明哪一种方法从长远来看远远优于其他方法。严格的控制哭泣法对于晚上经常醒来的宝宝来说似乎比定点唤醒更快速有效，但不同形式的控制哭泣法对于教会宝宝睡眠以及建立良好的睡前程序来说基本是类似的。

家长还应该在训练睡觉之前考虑宝宝的年龄。

小于3个月的宝宝

至少两项随机控制的实验发现，任何方式的睡觉训练对于3个月以下的宝宝都是没有效果的，不会减少他们的哭泣。不过有些方法能避免他们形成坏习惯（见"100. 怎么才能让宝宝睡整觉?）"。

3～6个月的宝宝

很多专家认为控制哭泣不应该使用于6个月以下的宝宝，因为他们还需要喝夜奶。在这个年龄段，你可以试着建立良好的睡眠习惯，让孩子在每天白天有规律地睡午觉，或者如果宝宝晚上经常醒来的话可以尝试定点唤醒的方法。

6个月以上的宝宝

如果你和你的宝宝还能睡整觉，而你在考虑是否使用控制哭泣的方法，你可能会从几项关于控制哭泣是否能产生长期负面影响的调查中得到点安慰。一般结论是，总体而言，睡眠训练使宝宝比训练之前更安全，更有规律，更少烦躁。澳大利亚的一项针对225名8～10个月大的婴儿的研究中发现，控制哭泣可以在4个月内减少婴儿的睡眠问题达30%左右，不过也有15%的宝宝并没有对此方法有任何反应。从家长填写的6岁以下的孩子情绪和行为发育的问卷评估中可以看出，接受过睡眠训练的孩子和那些没有接受过训练的孩子没有什么区别。

不过，还有一个最后的忠告。2012年发表的一项研究结果建议即使晚上宝宝已经停止了哭泣，但是控制哭泣法对宝宝的短期压力水平有着物理效应。北德州大学的文迪·米德米斯和她的同事在新西兰的一家医院，测量了在那里进行为期5天的住宿睡眠训练计划的24名4～10个月大的宝宝每天的应激激素皮质醇水平。这个项目使用的是基本的控制哭泣法，妈妈和宝宝睡觉的时候不在一起，护士将宝宝放到摇篮中睡觉。然后宝宝要自己入睡——尽管护士每隔10分钟去检查一下宝宝是否继续哭。妈妈是不允许安慰宝宝的，但在附近的房间能听到宝宝的哭声。

妈妈和宝宝的皮质醇在睡眠训练开始之前水平相当，毫无悬念，第一个晚上以后激素水平上升了。同样的事情发生在第二天晚上，而在第三个晚上，宝宝已经学会安顿自己睡着，哭泣减少了。此时，妈妈的皮质醇水平开始下降，她们甚感欣慰，因为她们的孩子开始适应睡觉训练，并终于能睡个好觉了。但是，皮质醇测量显示宝宝表面上的平静和内心的烦躁是脱节的。虽然宝宝不再哭了，但和第一天晚上一样，他们体内的皮质醇水平继续升高。这可能表明，虽然他们表面上可以平静下来，但内心很不快乐。

项目结束以后皮质醇水平就没有进一步测量了，所以我们并不知道宝宝的压力水平是否最终会下降——尽管事实上，其他研究并没有发现控制哭泣有什么持久的负面影响，这多少让人放心。我们显然需要进一步的研究来确认婴儿的压力要保持多久。"这很可能是因为婴儿仍处于过渡期，所以很正常，"米德米斯说，"但令我不安的是，对于妈妈来说可能无法回应宝宝的痛苦，只是因为有时候她看不见宝宝内心的真实想法。"

不太严格的控制哭泣似乎和严格的控制哭泣法对睡眠问题一样有效，我个人很想尝试一下。

103. 什么更有效：严格执行常规，还是立即回应宝宝的要求？

和控制哭泣类似，**爸爸妈妈们**往往会在宝宝是否应该遵守时间表，还是随时召唤随传随到上有着分歧。在 *New Contented Little Baby* 一书中，吉娜·福特建议为了让宝宝从小睡整觉，你应该在从医院回家的那一天开始就建立良好的日程表。而在另一个极端，父母依恋提倡者比如简·李德劳弗则主张长期搂抱宝宝，频繁母乳，陪睡，以及迅速回应宝宝的啼哭，以促进妈妈和宝宝之间建立强烈的情感纽带。

在最近的研究中，伦敦托马斯·科勒姆研究组的伊恩·圣詹姆斯·罗伯茨和同事比较了不同的教养方式对小宝宝哭泣和睡眠量的影响。他们招募了三组家长：一组来自伦敦，一组来自哥本哈根，最后一组是混合国籍的同时倡导父母依恋极端形式的家长（也称为近端护理组），这些家长的宝宝从出生以后就总是被抱着，按需喂养母乳，并且在宝宝哭泣的时候会得到迅速的回应。家长被要求每天记录他们做了什么，以及他们的宝宝在前 12 周是如何回应他们的。他们还填写了关于婴儿喂养和睡眠习惯的问卷调查。

近端护理组的父母每天花大约 16.5 小时的时间抱着他们 10 天大的宝宝，喂食宝宝每天达 14 次，而伦敦的父母往往更倾向于吉娜·福特坚韧的爱的方式，只能抱宝宝约一半的时间，喂食时间拖长，每天喂食 11 次。哥本哈根的宝宝们在两者之间——每天抱着近 10 个小时，喂食 12 次。伦敦的父母每天让宝宝哭泣的时间大约是哥本哈根组或近端护理组的 3 倍。

在 12 周大的时候，85% 的近端护理组婴儿和 70% 的哥本哈根组婴儿仍然是纯母乳喂养，而与之相比，伦敦组的婴儿纯母乳喂养的只有 37%（尽管这可能是文化方面的原因）。近端护理组的父母陪睡，而只有 16% 的哥本哈根组父母和 9% 的伦敦组父母这样做。

那么，宝宝是如何回应的呢？那些伦敦组的宝宝要比其他组的宝宝哼唧哭闹的时间多出 50%，虽然在痛哭方面无明显差异（参见"89. 是什么原因导致肠绞痛？"）。当被问及父母在宝宝 12 周大的过去一周里有多少个睡了 5 小时以上的夜晚时，伦敦组和哥本哈根组的父母大概汇报说有 5 晚，而近端护理组的父母的平均值只有 3 个半。

　　虽然这只是一项研究，但它确实表明，与比较中庸的丹麦组家长相比，近端护理组的极端形式更容易导致家长疲惫，而并没有对宝宝的睡觉质量和睡眠时间有明显的好处。通过白天迅速回应宝宝的哭声，丹麦组宝宝的整体哭泣时间减少了（虽然我们不知道，额外的哭泣实际上对宝宝是否有害），他们似乎睡得一样好。在另一方面，伦敦组的坚韧的爱的做法并不意味着他们睡得少了——只是可能白天要忍受一些哭闹。

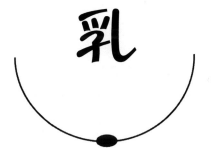

104. 母乳是怎么回事?

　　母乳产生是世界上最自然的生产过程之一，但直到最近，宝宝是如何设法从乳房吸取乳汁的人们仍不清楚。一些人认为，宝宝是通过嘴巴的揉捏挤出乳汁的——就像一个挤奶女工从奶牛乳房挤出牛奶一样——而也有人提出是靠吸取。

　　2010年，澳大利亚的研究人员终于解开了谜团，他们利用超声波将宝宝嘴巴吸奶时造成的真空进行了成像。"这可不是一个挤奶的动作，"研究小组的带头人、澳大利亚克劳利的西澳大学的唐娜·格迪斯说，"我们看到的是，当舌头降低的时候，就产生了真空，这时母乳就流出来了。"

　　他们还发现，那些母乳喂养不太成功的宝宝是因为产生的真空比那些母乳喂养成功的宝宝要差很多，这可能有助于解释为什么早产儿往往很难养活：他们的嘴部肌肉还没有强大到创造一个真空。

　　此项研究还强调了一点，乳头的疼痛或扭曲在母乳喂养的时候不是必须发生的。如果你的乳头从宝宝嘴里出来的时候是歪的，这可能意味着你的宝宝吸吮方式有问题，你要么重新让他们试一下，要么咨询哺乳专家。

105. 我应该按需喂食还是隔 3~4 小时再喂?

　　在宝宝出生前几周,如果你打算母乳喂养的话你应该在他每次饿的时候都要试着喂一喂,这几乎是无可争议的。出生 6 天后,新妈妈的奶量和 6 周后的奶量是密切相关的,所以看来早期频繁地刺激乳房的过程对于产生足够的乳汁来说是非常必要的。同时,如果你开始用配方奶取代母乳的话,那么你的奶量肯定会开始下降。

　　但是,如果母乳喂养已经成功建立了之后呢? 妈妈被告知要"按需喂养",但没人告诉她们实际上这到底是什么意思。这是否意味着每当宝宝哭就要喂? 或者只有当宝宝饿了才喂? 在这种情况下,你怎么知道,到底宝宝是饿了,还是累了或者不舒服呢? 简单的答案是没有硬性规定。研究表明,宝宝每天的乳汁摄入量的个体差异可以达到 3 倍之多,他们进食的日程也大相径庭。1 个月左右,一般婴儿每天喝 750~800 毫升的奶,但最近的一项澳大利亚的研究发现,虽然 6 个月大的婴儿平均每 24 小时喂奶 8 次,但有的只喝 4 次,而有的可能喝 13 次之多。

　　掌握了母乳喂养的技巧以后,很多妈妈想尝试延长喂奶间隔——尤其是在夜间。当研究者比较在夜间喝奶和不在夜间喝奶的母乳婴儿的时候发现,婴儿在 24 小时内乳汁的摄入总量并没有显著差异。主要的区别是,夜里喝奶的婴儿在夜间喝了很多奶,而那些跳过夜奶的婴儿则会在早上喝更多来弥补。这个研究应该有助于安抚妈妈们,自己的宝宝虽然在夜里没有喝奶,但仍然会得到足够的奶量。

其他常见的顾虑包括婴儿如果频繁喝奶，每次奶量很少的话是否能得到足够多的高脂肪乳汁，或者是否有足够的乳汁以满足他们的胃口。一旦建立好母乳喂养，乳房平均将持有 179 毫升（或克）的奶水——一般来说是大多数婴儿每次消耗量的两倍。但是，妈妈的存储容量为 74～382 毫升。一般情况下，存储量大的妈妈喂奶频率更低，虽然也不完全如此。所以，你不应该简单地认为你的宝宝频繁喝奶是因为你没有足够的奶水来满足他。乳房奶水容量似乎和怀孕前的乳房大小也没太大关系——和乳房在怀孕期间长大了多少也没关系。事实上，有研究发现，乳房在怀孕期间的发育程度在人群中是相对一致的，不管她们最初的乳房有多大。"当然，如果乳房非常小，它们将不能够存储大量的奶水。但除此之外，胸罩的尺寸和母乳存储量之间没有任何关系。"西澳大学的母乳喂养研究员杰奎琳·肯特说。

一般来说，乳房的奶水含量随着宝宝喝奶的进程深入而增加——开始是水汪汪的"前奶"，慢慢变成更黏稠的"后奶"——但变化的多少是根据妈妈喂食的频率而变化的。研究表明，6～9 个月大的宝宝每天喝的母乳大约从 4.3% 的脂肪含量的前奶变化为 10.7% 的后奶，但往往喂奶更频繁的妈妈的前奶脂肪含量更高。当宝宝每天喝 14～18 次量少的母乳时，前奶含有约 4.8% 的脂肪，而后奶大约有 8.2% 的脂肪。不管他们每天被喂奶几次，宝宝似乎全天摄入的脂肪总量差别不大。

也就是说，一些常见的母乳喂养建议——比如只允许宝宝每个乳房喝 10 分钟，不允许"舒适吸吮"，也就是喂奶后期可以感觉到快速有力有节奏的吮吸——可能减少宝宝喝到脂肪含量高的后奶。

"如果你不确定你的宝宝是否已经喝完第一个乳房里的奶，最好的方法是判断一下是否可以听到吞咽的声音"，澳大利亚昆士兰大学母乳喂养专家帕梅拉·道格拉斯说，"如果他们已经停止吞咽，这可能意味着喝完了，这时你应该将第二个乳房递过去以确认一下。"

106. 母乳喂养对宝宝来说最好么?

我们耳熟能详的"母乳喂养最好"至少在婴儿的最初几个月是真实的。最有说服力的证据是，母乳比起配方奶来说，优越性涉及预防胃和呼吸道感染，包括感冒、流感和腹泻。尤其在发展中国家，奶瓶更难消毒，更难找到干净的水来冲配方奶，并且由于缺乏医疗条件，腹泻或肺部感染可能会迅速危及生命。正是因为这些原因，世界卫生组织建议，妈妈应在前6个月开始补充辅食之前完全母乳喂养，理想状态是，母乳喂养持续到宝宝2岁。

即使在发达国家，据估计，如果每个人都完全母乳喂养她们的婴儿，那么由于腹泻住院治疗的婴儿可以减少53%，同时母乳喂养已被证明能降低坏死性小肠结肠炎的风险（一种严重的胃肠道疾病，主要影响早产儿）约55%。与此同时，有相当充分的证据表明母乳喂养能减少SIDS的风险约36%——尽管具体什么原因造成的还不清楚。

所有这些疾病在发达国家都是比较少见的，因此，即使你出于某些原因不能母乳喂养，宝宝因为饮用配方奶而患病的可能性也还是很低的。母乳喂养不能保证完全不生病——只是降低了风险而已——而且这种保护只在母乳喂养期间有用，一旦母乳喂养停止，保护也就没有了。

当然，大多数妈妈都在世界卫生组织建议的2年之前就停止了母乳喂养，经常是因为要回去工作的缘故。很多妈妈在母乳喂养开始阶段就很纠结，她们往往因为轻易向奶瓶投降而深深地内疚。

她们是否应当感到内疚呢? 除了减少在短期内感染的风险，母乳喂养还有很多额外的好处。许多健康组织，包括英国的国家卫生服务中心和美国儿科医学学院称，母乳喂养还能提供长期保护，防止肥胖、湿疹和糖尿病等疾病。其他网站比如"Ask Dr Sears"称，母乳喂养可以提高智商、视力，减少接种疫苗的反应，减少儿童癌症的风险，以及减少牙齿矫正的可能风险。

但是，一旦你开始钻研医学文献的话，你会清楚地发现，母乳比配方奶有这么多长期性的、压倒性的益处的证据是不太明确的。例如，研究表明，那些不进行母乳喂养的婴儿患过敏性疾病的可能性增加1.3～1.9倍，患儿童癌症（非常少见）的可能性增加2～4倍，超重的可能性是1.2～1.6倍。然而，一个关键问题是，许多这些研究是要求妈妈们回忆多年以前的哺乳经历，而不是实时的监测孩子的成长过程——她们的记忆可能由于孩子长大过程中发生什么事情而模糊了。当涉及肥胖、智商或血压高的时候，很难把社会经济因素厘清，因为那些母乳喂养的妈妈可能和非母乳喂养的妈妈来自不同的经济背景。

把所有因素都考虑在内，最好的检验方法是做一个随机对照实验（RCT），背景相似的妈妈们分别母乳喂养或用配方奶喂养一段固定的时间，之后她们孩子的健康状况被密切监测多年。没有人做过这样的实验。一个原因是，你不能强迫一个妈妈用某种方式喂养自己的孩子。另一个原因是，许多妈妈一开始尝试母乳喂养，数周或数月后放弃了，或者还有更复杂的情况比如白天母乳，晚上喂配方奶。

也许最接近的随机对照实验是加拿大蒙特利尔麦吉尔大学的迈克尔·克雷默针对16491名来自白俄罗斯的女性的一项实验。在这项研究中，有一半的妈妈被给予支持母乳喂养的意见，而其余的没有收到这样的帮助。这种帮助在一定程度上很有效果——大概有43%的接受支持和建议的妈妈在前3个月是纯母乳喂养她们的宝宝的，而这一比例在对照组仅为6%。和其他的研究类似，这项研究也发现纯母乳喂养可以减少胃肠道感染及湿疹的风险。然而，当克雷默的研究小组在孩子6岁半时重新进行检验，他们发现孩子们在身高或肥胖方面没有差异；高血压、过敏、哮喘或蛀牙的可能性没有降低；两者之间也没有行为方面的差异。

另一项在英国进行的大型研究也支持这个研究结论。这个大型研究从 20 世纪 90 年代初开始，对 14500 名妈妈及其宝宝的发育情况进行了跟踪记录。虽然它发现母乳喂养和较少的肥胖症以及血压的降低有关，但这可能是因为在英国母乳喂养的妈妈更可能来自中层或上层阶级背景。当研究人员观察巴西的情况时，他们发现在那里母乳喂养并没有和社会地位相关，而其与肥胖症与高血压的关联也消失了。

这并不是说，母乳喂养不会有长远的好处，只是我们需要更多的研究来得到一个明确的答案。"在对代谢或免疫系统的长期影响而言，现有的研究要不研究数量太少，要不很多研究结论相互矛盾。"克雷默说。很有可能，母乳的保护机制与其他已知的风险因素相比可能太微不足道，比如对具有肥胖症或其他疾病家族史的宝宝的保护作用会很小。

然而，有一个方面，克雷默和雅芳的纵向研究都发现存在母乳喂养有益的有力证据：大脑发育。在克雷默的研究中，母乳喂养的孩子 6 岁半的时候在智商测试中，比那些配方奶喂养的孩子平均高出 8 分。不像许多先前的研究，这次研究人员考虑了母亲的智力和社会经济背景的因素，所以这些并不能说明其差异。"这不是一个真正的延迟效应，因为我们知道，大脑在很大程度上是在子宫中，以及出生头一两年发育的。"克雷默说。至于为什么母乳喂养会促进大脑发育，还没有人知道。我们甚至不知道这是因为母乳中的物质因素还是其他的什么原因。"也可能是妈妈和宝宝在哺乳的时候语言和身体接触增加的结果。"克雷默说。

107. 要母乳喂养多久才有用?

虽然所有的妈妈都想要给自己宝宝最好的喂养，但是建议她们母乳喂养6个月（更别说2年），否则就是对宝宝不负责任，这对大部分工作的妈妈是不现实的，况且也没有足够的证据支持长时间母乳对于健康的好处。"母乳喂养有好处最有力的证据是纯母乳喂养的前3~4个月，"马萨诸塞州综合儿童医院主任医师罗纳德·克雷曼说，"这会让宝宝避免患上呼吸道感染和腹泻，并有可能抵抗接种疫苗的反应——尽管这方面的证据没有那么强。"

母乳喂养能降低SIDS的风险的研究也只是跟踪婴儿到6个月大，并且SIDS的死亡多发生在婴儿2~4个月间。

至于长期的好处，如防止肥胖症或糖尿病，现有的证据也指向母乳的前几个月是关键。而关于防止过敏性疾病和1型糖尿病的研究，妈妈们应母乳喂养至少3~4个月，同时研究表明母乳喂养6个月在某种程度可以防止儿童癌症。

在此之后，母乳除了提供对传染病的直接保护外——这虽然在发展中国家是重要的，但在医疗条件优越的发达国家可能不是问题——母乳喂养是否对婴儿有显著的长期利益还很难说。这并不是说，延长母乳喂养没有好处，只是没有被研究证实——部分原因是在西方国家很少有妈妈有条件做到这一点。"实在是没有确凿的证据说明，在6个月后断奶，然后慢慢引入配方奶对健康有任何影响，"克雷曼说。

一个可能的例外是大脑发育，有研究表明，母乳喂养的婴儿获得更多的好处。"至少在发展中国家，有证据表明，母乳喂养一年或以上是很重要的。"加拿大蒙特利尔麦吉尔大学的迈克尔·克雷默说。

不过他强调，那些没哺乳那么长时间的妈妈也不必感到内疚。"还有一些和母乳同样重要，甚至更重要的因素。"克雷默说。例如，让孩子整天看电视而不是陪他们玩，可能比不哺乳对他们的智商产生更大的影响。"一般来说，一个快乐的妈妈才是好妈妈，"克雷默说，"即使你遵循母乳喂养两年的建议，你不能保证成为一个好妈妈。"

最后，妈妈经常被告知，母乳喂养为自己的健康也会带来许多好处，比如防止某些类型的癌症、糖尿病或肥胖（见"74. 母乳喂养的妈妈减肥更快么？"）。一些研究确实发现母乳喂养对母亲健康的好处，而且效果是可以累积的——取决于你对宝宝母乳喂养的总量。对于 2 型糖尿病患者来说，每一年的母乳喂养会降低大约 4%～12% 的风险，而对乳腺癌和卵巢癌来说，母乳喂养超过 12 个月能降低风险 28%。

108. 母乳和配方奶混合喂养是不是更好？

晚上出门的时候偶尔喂喂配方奶，或者每晚瓶喂宝宝让他睡个好觉，很多家长决定进行母乳和配方奶混合喂养。一些拉丁美洲国家甚至有个名词来形容这种做法，即"los dos"。很多人认为这种方法取两方面之精华，既保持了母乳的保护效果，也增添了配方奶的营养。

虽然这个混合喂养法很流行，但却很少被研究过。世界卫生组织把混合喂养和喂辅食算在一起——尽管宝宝还是从奶里获得营养。他们的观点是，你如果不全母乳喂养，就不算数。

你真的能取两边的精华么？一些研究发现，尽管混合喂养确实提供了母乳喂养带来的健康好处，但收益减少了。就拿常见的中耳炎感染来说。纯母乳喂养超过3个月的话会大概降低中耳感染的一半风险，而混合喂养的婴儿中，风险降低约23%。纯母乳喂养针对婴儿猝死综合征（SIDS）的保护作用也比只某些时候给予母乳的混合喂养的保护作用多一倍。还有一些早期的证据显示，晚上产生的母乳可能含有某些能帮助婴儿睡眠的化学物质，所以以如果你在晚上使用配方奶的话，可能会错过这个好处（见"113. 早上的母乳和晚上有区别么？"）。

至于偶尔引入配方奶，长期上讲是否使得维持母乳喂养更加困难——这是一个医疗专业人员共同关心的话题。因为我们知道，频繁喂养在初期是建立良好的母乳供应的关键。一篇比较婴儿在出生后的第1周混合喂养母乳和配方奶的研究发现，混合喂养的妈妈是不太可能继续哺乳的，但前提是她们是白人。而非裔和西班牙裔的妈妈们，似乎相当有能力继续母乳和配方奶混合喂养，而且不会在宝宝满3个月大的时候就停止母乳喂养。

这种差异意味着，从混合喂养到配方奶喂养的转变是由文化决定的，而不是宝宝更喜欢配方奶的味道，或他们在用过人工奶头之后拒绝乳房（见"110.'乳头混淆'有这么回事么？"）。换句话说，如果你有毅力坚持母乳与配方奶混合喂养，似乎没有一个生物方面的原因会令你不能做到这一点。同时，那些最初尝试混合喂养的妈妈们可能一开始是因为身体原因，而事后她们可以切换到纯母乳喂养——只是需要额外的努力来获得母乳的持续供应。

最后，很多专家认为，经常母乳喂养是必要的，因为这可以保持乳汁供应。因此，尽管给宝宝喝配方奶似乎不太可能对他们的健康或者你继续哺乳的能力造成太大的影响，但经常跳过母乳喂养会导致乳汁供应减少。

109. 配方奶是什么？为什么闻起来很腥？

　　婴幼儿配方奶粉是由牛奶制成的，虽然其中的两大乳蛋白——酪蛋白和乳清蛋白的比例已作调整，更接近人乳。意想不到的是，配方奶和母乳所提供的热量没有差别，每 100 毫升都含有约 67 千卡。

　　许多制造商会生产针对不同年龄段的配方奶。在"新生儿奶"中，相对添加了更多的乳清蛋白，从而更容易消化。而在"饥饿宝宝"配方奶中则含有较少的乳清蛋白，较多的酪蛋白，使得它更接近普通牛奶。这是因为酪蛋白在胃中会形成固体凝块，因此需要更长的时间来消化——这意味着婴儿会有更长的时间感觉饱饱的——但它不含有更多的热量，而且通常含有较少的脂肪。不过没有任何令人信服的证据表明，宝宝喝了这种奶就不那么饥饿了，尽管他们可能会更容易便秘。

　　"夜间奶"也类似，其中含有淀粉勾芡。英国科学营养咨询委员会（SACN）最近发表了一份声明称，没有证据显示，夜间婴儿配方奶比其他普通配方奶在任何方面更优越。

　　同时，后续配方奶（follow-on formula）通常面向 6 个月以上的婴儿，并含有多种微量元素，比如铁、维生素 C、维生素 E、锌和钙。然而，大多数宝宝在这个阶段都开始吃一些辅食了，因此会从中得到更多的营养物质。铁在固体食物中比在配方奶中更容易被人体吸收。英国营养科学咨询委员会（SACN）表示，没有必要使用后续配方奶代替普通配方奶或 1 岁以后喝的牛奶。美国儿医学院还表示，后续配方奶和婴儿配方奶比起来，在提供第一年营养成分上没有明显的优势，所以你可以省点银子了。

　　就营养成分来说，不同品牌的配方奶之间差别也不大。至少在欧洲和美国，使用术语"婴儿配方奶"必须满足最低营养需求。都需要加入强化铁，这可能导致配方奶略带金属或腥臭味。

　　然而，一些生产厂家已经开始在基本配方奶中添加额外的成分，并声称将促进婴儿的健康。

　　长链不饱和脂肪酸：有些配方奶中添加了"脂肪酸"，如二十二碳六烯酸（DHA）和花生四烯酸（AA），这些可以促进眼睛和大脑的发育。最近有几项研究支持这些说法——至少在添加较高剂量的DHA和AA时（每样至少占总脂肪酸的0.3%）——不过也有些研究称其没有任何好处。备受推崇的Cochrane协作网综合审查显示，没有清楚且一致的结论说明在配方奶中增加脂肪酸，可以对宝宝眼睛或大脑发育有影响，对非早产的健康宝宝体格生长也没有什么特别的好处。

　　益生元低聚糖：最近一种新的所谓"益生元"或"低聚糖"（如GOS和FOS）婴儿奶粉问世。这种糖是在母乳中发现的复合糖，被认为可以促进某些细菌在肠道中生长。最近的一篇综述认为，它们可以增加肠道中"友好"的双歧杆菌的数量，让婴儿的大便更柔软更频繁。然而，Cochrane协作网评价说，没有令人信服的证据表明，益生元具有所说的有助于防止食物过敏的功能。

　　益生菌：这是加入配方奶中的活细菌。有相当有力的证据表明，益生菌可以降低有湿疹家族病史的婴儿湿疹患病率。

　　核苷酸：这是组成每一个细胞中DNA的基础，现在大多数配方奶粉都添加了这个成分。有一些证据表明，这可以减少腹泻的发生，同时提高对疫苗的反应，不过许多研究都是由配方奶粉生产商资助的，而其他的研究却发现没有类似效果。鉴于大多数配方奶里都含有它，那么即使没有什么好处，恐怕也没什么好担心的。

　　无乳糖或低过敏性配方：医生有时会建议给那些疑似乳糖酶缺乏或

牛奶蛋白过敏的婴儿喂食无乳糖或低过敏性配方奶。但儿科医生表示担忧，这种情况正在被过度诊断，他们指出吐奶是相当正常的，不一定是过敏或不耐受的原因。这些专门的配方奶含有玉米或蔗糖碳水化合物，而不是乳糖。低过敏性配方奶经过酶分解酪蛋白的处理，适用于那些对免疫有反应的婴儿。

豆奶配方：这种流行的配方奶被家长认为更易消化，不太可能引发过敏反应，但 Cochrane 协作网的审核中发现，没有足够的证据说明，大豆配方可以对过敏或食物不耐受高风险的婴儿起到预防作用。豆奶中的植物雌激素有类似于女性雌激素的作用也是一个隐患。欧洲儿科胃肠病、肝病和营养医学会建议豆奶配方只在婴儿超过 6 个月，并且正式确诊为对牛奶蛋白过敏的情况下才可以使用。

110. "乳头混淆"有这么回事么？

父母经常被告知在他们的宝宝最初 3～4 周大的时候要避免使用奶瓶或奶嘴，因为会造成"乳头混淆"。这个想法是，母乳喂养的抽吸方式和从瓶子里喝奶的原理是不同的，所以宝宝可能会对母乳喂养感到困惑，甚至拒绝。有人声称，一次奶瓶喂养就可以引起乳头混淆，从而最终可能导致无法建立母乳喂养。然而，很多妈妈不能在新生婴儿出生后马上进行母乳喂养，也就是说一定要用某种方式给他们喂牛奶。传统上，医院使用奶瓶来给宝宝喂挤出来的母乳或配方奶，而受乳头混淆的影响，意味着现在更多地使用杯子或喂食管来喂养。

虽然开始混合喂养或者瓶喂的妈妈更不可能继续母乳喂养是普遍事实——但不一定是硅胶奶嘴惹的祸。新罕布什尔州达特茅斯医学院艾莉森·福尔摩斯和她的同事研究了 802 对母婴，他们在医院的第一个星期是通过母乳和奶瓶混合喂食的。虽然这样的方法使得白色人种婴儿母乳喂养减少，但对于拉美裔或非裔情况却不同。虽然非裔和拉美裔婴儿在生理上也许与白人婴儿不同，这似乎不是主要原因。更有可能的是，使用硅胶奶嘴无关紧要，而白人妇女由于不同原因放弃了母乳喂养，可能是因为她们以为瓶喂以后再母乳喂养是很困难的，这对于她们成了心理暗示。相比之下，拉丁裔妇女文化里有着结合母乳和奶瓶喂养的传统，并把它看作是完全正常的（见"108. 母乳和配方奶混合喂养是不是更好？"）。

在另一项研究中，备受尊崇的 Cochrane 协作网审查了四项比较用杯子和奶瓶喂母乳给新生婴儿的研究。虽然研究发现，杯喂的婴儿出院后更可能进行纯母乳喂养，但当婴儿 3～6 个月大的时候，就没有什么差别了。一项研究的结果也表明，杯喂的婴儿比瓶喂的婴儿住院的时间更长，平均长 10 天。

反对乳头混淆的证据来自于婴儿奶嘴的研究。尽管一些研究已经发现使用奶嘴和放弃母乳喂养之间的联系，但这不能表明奶嘴本身是罪魁祸首。更重要的是，几项结合多项关于母乳喂养和奶嘴使用的临床实验研究发现，在健康的母乳喂养婴儿中，奶嘴对前 3 个月还处在哺乳期的婴儿并没有显著影响（见"97. 奶嘴有利还是有害？"）。

111. 我的饮食会影响母乳口感么?

　　你可能以为一直只喝奶的日子会很沉闷。但其实母乳是一道提供了不同味道的大餐,而且可能会影响宝宝以后的饮食偏好。最有名的例子是胡萝卜,一项研究发现,妈妈在怀孕或哺乳期间喝胡萝卜汁,那么她的宝宝会比较偏爱胡萝卜味的麦片(见"7. 准妈妈的饮食会影响宝宝的口味么?")。

　　在另一项研究中,母乳喂养的妈妈食用了香菜籽、薄荷、香蕉和甘草混合而成的食用胶囊。虽然这些不同的口味在不同的时间出现在母乳中,但最终都进入了母乳。仅1小时后,母乳开始带有香蕉的味道,而2小时后,就散发出香菜和甘草的味道。薄荷在大约2小时后进入母乳,并在那里维持6个小时。所有口味在吞了胶囊8小时之后会全部消失。然而,对于每个妈妈来说,味道转移到母乳的差异很大。"如果你怀疑吃了什么东西可能会扰乱宝宝稚嫩的味觉,那么8小时应该足以把所有不好的味道都排干净了。"丹麦哥本哈根大学研究领导小组的海伦·豪斯纳说。

　　豪斯纳还发现,不同品牌的配方奶粉各有不同的味道,所以如果你的宝宝似乎不喜欢一个品牌,那么可能值得尝试另一种——尽管不同品牌的配方奶粉基本营养成分大抵相同。

112. 有多少酒精能进入母乳呢？

　　你刚刚度过 9 个月的禁酒期，正想好好享受一下香槟美酒的时候，有个朋友问你："哺乳的时候能喝酒么？"另一方面，助产士和你说饮酒其实是可以辅助产奶的，因为饮酒能让你放松，并且刺激产奶。那么，你会相信谁呢？

　　事实上，酒精是可以进入母乳的，而且浓度会和进入血液的一样多，但它们不会在那里太久。所以，只要你可以耐心等待你的身体把酒精分解消化掉，你的宝宝就不会受影响。

　　具体点讲，如果你晚上喝了一整瓶酒，酒精完全消化的时间大约是 9 小时。也就是说你早上起来再喂奶的话，就不用有任何担心。因为酒精不会贮存在母乳里，你也不需要把母乳泵出来倒掉。而且，酒精分解产生的让人头疼和呕吐一类宿醉反应的乙醛也不会进入母乳中。

　　不过，即使你喝酒以后马上哺乳，宝宝摄入的酒精在通过你的身体时也已经很大程度上稀释过了。20 世纪 80 年代，新西兰的科学家让 8 名正在哺乳的妈妈喝酒喝到不能再喝了，然后马上测量她们母乳里的酒精含量。他们发现，血液和母乳中的酒精含量大约在一个半到两个小时后到达顶峰，之后会很快地下降。即使在顶峰时，酒精含量也比原来酒里面的含量低很多。比如，他们算出来，如果妈妈血液中的酒精含量在 119 毫克／100 毫升（英国酒驾标准是 80 毫克／100 毫升以上）时，给一个重 6.5 千克 6 个月大的宝宝喂 180 毫升母乳的话，宝宝的血液酒精含量会上升到 6 毫克／100 毫升。尽管宝宝比成人缺少很多分解酒精的消化酶，但负责这项研究的奥克兰科学工业研究部的玛格丽特·鲁顿认为"偶尔接触这么小含量的酒精对孩子来说不会有什么特别的影响"。

　　尽管现今没有任何证据显示这么小量的酒精会对宝宝有长远的危害，但还是可能对他们的行为有一定的影响。比如，费城莫奈化学感官中心的朱莉·麦奈拉曾经用 20 多年的时间研究酒精进入母乳的过程，她发现一两杯小酒就会改变母乳的味道。宝宝们是通过喝母乳来学习品味的，所以经常饮酒可能会对他们未来的酒精味觉造成影响。至少短期来说，麦奈拉发现，妈妈经常饮酒并且哺乳的宝宝相对妈妈不饮酒的宝宝来说更喜欢咀嚼酒精味的玩具。

　　摄入含有酒精的母乳也可能会影响宝宝的睡眠质量。在一项很小的研究中，麦奈拉给宝宝饮下 100 毫升含有 32 毫克酒精的母乳（这大概是酗酒妈妈母乳中酒精的含量）。她发现，这些宝宝入睡更快，但在之后的三个半小时里，相对于饮入不含酒精的纯母乳宝宝而言，他们的睡眠时间更短。麦奈拉说："宝宝们先是快速眼动的活跃睡眠时间变短，过了几天妈妈不喝酒的时候再进行补偿。"她还补充说这和孕晚期喝酒妈妈肚子里宝宝的反应是一致的。

　　最后，麦奈拉对饮酒有利于下奶的说法进行了反驳。事实上，酒精会阻碍催产素的分泌，最终会降低产量。麦奈拉发现妈妈饮酒后 3～4 小时，宝宝的母乳摄入量平均减少 20%。并且，他们在未来 8～12 小时里会增加吸吮的次数，要求喝入更多的奶水——这大概不是你醒酒的时候所喜欢的。饮酒的妈妈们还会注意到酒后乳房感觉变大，这也许是饮酒可以下奶的说法的来源吧。

113. 早上的母乳和晚上的有区别么？

  2009 年，西班牙的研究人员做了一个有趣的研究：他们发现在晚上产生的母乳似乎含有天然镇静剂，可能会让人产生睡意。这些化学物质（称为核苷酸）在细胞内还发挥着其他重要作用，其中一些也和睡眠的进程有联系。

  巴达霍斯的埃斯特雷马杜拉大学的克里斯蒂娜·桑切斯小组观测了和睡眠密切相关的三种核苷酸在 30 名哺乳期妈妈的乳汁中 24 小时的变化。他们发现，一种名为 $5'AMP$ 的核苷酸水平在晚上最高，而 $5'GMP$ 和 $5'UMP$ 水平随着夜晚的深入而提高。而在白天，它们的浓度都要低得多。

  最可能的解释是，母乳中的 $5'AMP$ 触发名为 GABA 的一种大脑内促睡眠的化学物质的释放，而 $5'GMP$ 则助长产生有助于调节人体自然时钟的褪黑激素的分泌。$5'UMP$ 是已知的可以促进快速眼动睡眠和非快速眼动睡眠的物质。这些都是早期的研究结果，但至少提示我们，在晚上喂给宝宝配方奶或白天挤出来的母乳将不会获得这一额外的自然睡眠功能。

  夜间喂奶可能对妈妈睡眠也有好处。母乳喂养会触发一种叫作催乳激素的物质生成，从而产生睡意，也增加深度睡眠的相对比例。这种睡眠模式可以让你精神焕发，从而准备好第二天继续战斗。一项小规模研究发现，那些母乳喂养宝宝的妈妈和瓶喂宝宝的妈妈相比，花更多的时间在深睡眠上，而花更少的时间在浅睡上——尽管她们醒着的时间差不多长。这项研究结果的一个含义可能是夜间母乳喂养可能对妈妈影响很小，因为她们深睡眠多，从而睡眠质量高。

114. 男人能母乳喂养么？

许多爸爸羡慕女人能够母乳喂养宝宝。而我敢肯定，很多妈妈在某些时候也急切地希望自己的伴侣可以分享这项工作。

男人其实拥有所有一切母乳喂养需要的装备，包括乳管和乳腺组织——他们只是在正常情况下不能产生足够的激素来触发产奶。一种母乳喂养的主要激素是催乳素，新爸爸们会产生少量这种激素，从而刺激父爱行为（见"32. 男人当爸爸以后会变么？"）。

催乳素是由脑垂体产生的，那些患有脑垂体瘤的男性有时会分泌乳汁。某些药物，包括抗精神病药氯丙嗪和心脏药物地高辛，都可以在男性身上刺激产奶；还有一种叫作"溢乳"的医学现象也会观察到乳头开始渗乳汁，表现是乳头开始漏奶。溢乳与高水平的催乳素和低水平的睾酮有关。

有趣的是，这种"父乳"和母乳在组成上很类似。1981 年，西澳大学的研究人员测试了一名 27 岁的男子乳头溢乳的分泌物，发现它的蛋白质、糖和电解质组成可以和母乳的初乳相媲美。

很不幸，虽然我努力游说我的丈夫，劝他试着泵奶或服用激素补充剂，看看是否有奶出来——但是我失败了。如果有人成功了，请一定告诉我！

断奶

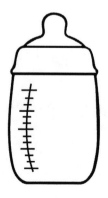

115. 什么时候应该让宝宝断奶吃辅食？

就在 10 年前，家长们被告知要从宝宝 4 个月大的时候开始引入辅食。2002 年，世界卫生组织提出了婴儿应在前 6 个月完全母乳喂养，而后再引入辅食的指导方针。其主要的原因是，母乳喂养提供了一些例如防止感染之类的保护，而且婴儿获得的母乳越多，受到保护的水平就更高（见"106. 母乳喂养对宝宝来说最好么？"）。

2 个月对于宝宝来说是一段相当长的时间，这个变化让家长们很困惑。这是否意味着早于 6 个月引入辅食对宝宝不好？如果宝宝是配方奶喂养的该怎么办呢？

儿科医生的共识是，4 个月以前开始引入辅食确实不好。几项不同的研究表明，前 4 个月对婴儿引入辅食会导致哮喘、湿疹和肥胖症状。然而，这些证据也不是一刀切的：一篇关于五项研究的独立综述发现，婴儿在 12 周甚至之前引入辅食其实对健康没有什么影响。

一旦婴儿达到 4 个月，事情就变得复杂了。美国儿医协会和欧洲儿科胃肠病、肝病和营养医学会都认为，可在 4～6 个月的年龄之间引入辅食——比世界卫生组织建议的 6 个月要早。

有些爸爸妈妈在半年内就开始引入辅食，可能这是因为他们认为自己的宝宝需要额外的营养物质，或者说，辅食会促进宝宝晚上睡眠。英国的一项综述发现，如果 12 周龄前引入辅食，母乳喂养的婴儿更可能在夜间睡整觉，但其他的研究发现，早断奶和晚断奶的婴儿在睡眠上没有什么区别。

同时，在美国至少有一项高质量研究发现，婴儿早早开始引入辅食对其整体发育方面没有什么优势。当宝宝 12 个月大的时候，配方奶喂养的宝宝们，无论是在3个月还是半年的时候引入辅食，体重都没有什么区别，并且其体内所含的脂肪和肌肉比例也相似。尽管他们喝奶略少，但总体卡路里消耗大致相同，这表明婴儿能够根据他们自己有多饿来调节食量。

赞成早日引入辅食的另一论点是让婴儿广泛接触不同的口味，这样他们就不太可能挑食，并且有传言称如果婴儿不在半岁前学习咀嚼的话，他们以后会遇到饮食问题。几乎没有任何证据支持这种说法，而且一项洪都拉斯的高质量实验发现，4个月大的母乳喂养的婴儿和6个月大的母乳喂养的婴儿引入辅食固体以后，他们的食欲和食物的接受能力没有区别。

在另一方面，至少有一项研究发现，等到6个月以后引入辅食可以减少有哮喘家族史的婴儿患病的风险。同样，如果婴儿继续哺乳而不是吃辅食，也会让他们避免接触到有害细菌而患病。

总的来说，似乎6个月大之前引入辅食没有什么特别的好处，特别是如果你还在母乳喂养中。但是，如果你4个月就开始引入辅食的话——特别是如果你的婴儿表现出了浓厚兴趣的话——也没有什么证据显示这样做会有任何伤害。

116. 怎么让宝宝喜欢吃蔬菜？

膳食均衡是饮食的关键。很多宝宝天生不喜欢某些蔬菜中的苦味，如果你的宝宝最初拒绝花椰菜或菠菜的话也不要绝望。给他们品尝各种不同的蔬菜可能就足以让他们接受蔬菜的味道，最终接受蔬菜。

在费城莫耐尔化学感官中心的朱丽·曼奈拉和她的同事比较了74名4～9个月大的婴儿，至少2周内吃各种麦片或水果的体验，并把他们分成两组。第一组引入泥状绿豆，而另外一组则引入梨泥。所有的婴儿都进行了是否能很好地接受这种新口味的评估。

在接下来的8天里婴儿被进一步细分。在绿豆组，有的宝宝每天晚上吃饭的时候都给些绿豆泥，而其他的宝宝则每次给一样不同的蔬菜，同时在两餐之间也给一些不同的蔬菜。梨组也采取类似的策略，只是引进不同的水果来代替蔬菜。8天以后，所有的婴儿都最后给一次梨或绿豆泥。虽然所有的婴儿都比他们第一次吃梨或者绿豆泥时吃得多一些，但那些在1周内吃了各种各样不同水果或蔬菜的婴儿食用的梨或绿豆泥明显更多。

曼奈拉认为给婴儿重复食用同一组食品中的不同口味可以让他们更容易接受该组内的每种食物。她还建议无论婴儿吃东西时如何做鬼脸，显示出不爱吃的样子，也依然要坚持给他们吃——重要的是，他们要尝到食物的味道。其他研究也显示，婴儿常常需要品尝食物8～10次后才愿意开始接受它——尽管强迫婴儿吃的东西可能会导致他们长期厌恶这种食物。

如果这个方法行不通，你也可以尝试混合一些宝宝喜欢的食物。虽然这并没有在非常年幼的婴儿中进行实验，坦佩的亚利桑那州立大学的伊丽莎白卡·帕尔迪发现，可以通过在酸味的柚子汁中放糖，让2～5岁的孩子来接触柚子的味道。重要的是在几个星期后，再次品尝的时候，他们会喜欢喝不加糖的柚子汁。

如果这些方法都失败了，可以试试在给宝宝吃东西之前看一些那种食物的图片。一些研究表明，如果以前在一本书里看到过一样新的水果或蔬菜的话，宝宝更可能去尝试它。《好饿好饿的毛毛虫》绝对是任何挑食宝宝的首选！

117. 有证据证明宝宝自然断奶比强制断奶好么？

第一次品尝食物的味道对每个婴儿来说都是里程碑（同时会让爸妈超级兴奋）般的成长。但除了要讨论何时引入辅食，另一大问题是如何引入？当前的一个趋势是抛弃成人填鸭，而是由宝宝主导如何断奶，以及鼓励宝宝自己选择喂食。

其最纯粹的形式意味着不能喂任何东西。宝宝吃他们自己想吃的，如果什么都不想吃也行。但绝食的宝宝通常给新爸妈带来很多焦虑，尤其是我们根本不知道他们应该吃多少时（见"119. 宝宝需要多少卡路里？"）。况且自我喂食也是一件非常麻烦的事，很多家长担心如果不给果泥，而是给大块食物的话，婴儿会呛到。

就我而言，我别无选择：我们的女儿玛蒂尔达拒绝用勺子碰她的嘴，除非她自己来（或者吃水果酸奶时）。因为她不是特别善于将食物放到勺子里（没有宝宝可以自己吃酸奶的），这意味着，手抓食物，如烤面包、煎蛋饼、意大利面、水果和蔬菜是她一开始的主食。

　　但有没有一种最好的办法呢？婴儿主导进食是一个相对较新的现象，所以很少有研究可以借鉴。但在 2012 年，英国研究人员公布了一项比较 155 名 20 个月到 6 岁半儿童饮食习惯的研究，这些孩子要么通过填鸭式喂养，要么采用婴儿主导式方法。关键问题包括他们现在喜欢吃什么，是否挑食，体重有多少。

　　一般情况下，通过婴儿主导进食的孩子对碳水化合物有更强的偏好，而填鸭式喂养的孩子更喜欢甜食。婴儿主导进食组比填鸭式喂养组的体重身高比例要低一些，而两组之间挑食的比例没有什么差别。

　　然而，这项研究中的一个缺陷是数据来源于父母的报告，而不是采用直接测量的方法。所以我们也不知道他们是如何严格区别孩子引入辅食的过程的（因为许多填鸭式喂养孩子的父母也给自己的孩子手抓食物吃），以及在什么年龄他们开始吃辅食的。

　　多数主张婴儿主导进食的人建议等到宝宝 6 个月后再引入辅食，因为在此之前，宝宝也许还不能够很好地抓取、咀嚼和吞咽食物。但大多数人也同意，6 个月大的婴儿开始需要额外的由辅食提供的营养，因此关键的问题是，是否所有的婴儿都能够在这个年龄段开始吃手抓食物了。

　　在另一项研究中，另一组英国研究人员调查了宝宝在什么年龄开始接触食物，他们采访了 602 名家有 6 个月大宝宝的家长。其中，大约超过一半的人说他们的宝宝在 6 个月大的时候已经开始用手抓食物，但还有 6% 的宝宝在 8 个月的时候还没有开始抓食物。当被问及自己的宝宝现在是否吃手抓食物，超过 90% 的家长表示他们每天都会吃一些，虽然 35% 的家长形容宝宝仍然需要在用餐时间喂食。

　　美国的研究也显示，有些宝宝可能 6 个月大的时候还没有能力自己吃手抓食物。一项研究发现，68% 的 4~6 个月的宝宝已经开始抓食物，但 7~8 个月的宝宝中只有 53% 可以吃需要咀嚼的食物。

　　根据我所得到的这一切信息可知，如何进食在很大程度上要因人而异。如果宝宝在6个月大的时候已经准备好了，可以吃手抓食物了，这固然很好，但同时，有些宝宝在6个月大的时候还没有准备好，所以当开始需要引入辅食的时候，用勺子喂食是明智之举，然后慢慢等到他们准备好自我进食。

如果决定尝试婴儿主导进食，你可能会发现，用餐要花很长的时间——但这并不一定值得担心。另一项研究表明，15个月大的孩子吃手抓食物要比用勺子喂食的方式多花大约两倍的时间才能吃到一半的食物，但他们的卡路里摄入总量的平均值是一样的。这是因为，手抓食物如烤面包、奶酪和意大利面往往比果泥类食物有分量。

118. 我应该强迫宝宝进食么？

按需喂养宝宝的一大好处是进食的时候可以享受一个更轻松的心态。在对702名妈妈的研究中发现，那些采用婴儿主导进食方法的妈妈比那些采用填鸭式喂养宝宝的妈妈压力更少，也似乎更不关心自己宝宝的体重。同样的研究发现，喂食的方式和婴儿的体重之间没有关联。

无论你选择如何喂宝宝，一个轻松的方式很重要，因为一个强迫的态度会对宝宝长大后的体重和饮食习惯产生负面影响。对1岁以上的孩子的研究表明，强迫进食会增加挑食、进食烦躁和体重不足的风险，同时，限制食用某些食物则往往导致当机会出现的时候他们吃得更多。

虽然这方面的研究较少，但父母的态度似乎也影响到宝宝的饮食习惯。一项针对体重增长慢的 6 个月大的宝宝的研究发现，那些采用轻松方式喂食的宝宝，比起那些采用强制手段喂食的宝宝，在 6 个月后增加了更多的体重。对于 6 个月的时候体重高于平均水平的宝宝则相反。似乎宝宝会根据自己身体的需求，适当地调节自己的食物摄入量。

119. 宝宝需要多少卡路里？

当宝宝还在喝奶的时候，很少有家长想到他们摄入了多少卡路里，但断奶以后会增加很多这方面的忧虑。我还记得当女儿只吃了一勺豌豆泥（尽管喝了大量的奶）的时候我有多担心，并试图喂她很多香蕉——这是她最喜欢的味道。

宝宝需要摄入多少卡路里取决于他们的年龄和体重，不过作为一个普遍规律，小宝宝每千克体重每天需要 110 卡路里——也就是说，一个月大的重约 4.5 千克的宝宝每天需要摄入 495 卡路里（全部从奶中摄入）。

随着宝宝年龄的增长，他们成长的速度减慢，这意味着每千克体重需要的卡路里数量开始下降。6 个月大的时候（当大部分婴儿开始引入辅食）会降至每千克每天大约 80 卡路里的热量，并且在第一年余下的日子里一直保持这个数值。也就是说一个 6 个月大的重 7.5 千克（16.5磅）的宝宝每天需要大约 600 卡路里的热量，其中一些来自于奶水，其余的来自辅食。母乳和配方奶每 100 毫升大约有 70 卡路里的热量，所以如果一个 6 个月大的宝宝每天喝 600 毫升奶（420 卡路里），则他们只需要从固体食物中获得 180 卡路里。这也不是很多——差不多等于两根香蕉。

一个 1 岁大的重 10 千克（22 磅）的宝宝每天需要大约 800 卡路里的热量，而他们的奶水摄入量可能已经下降。假设他们每天喝的 450毫升（每 100 毫升全脂牛奶含 67 卡路里）牛奶中含有 300 卡路里，这将意味着他们需要从辅食中获得额外的 500 卡路里。这大概只有普通成人每天消耗量的五分之一。

当然每个宝宝的食欲有别，况且有的时候他们会表现得更饿点。衡量宝宝是否吃饱的最好标准是，他们的体重是否保持在健康的范围内。

120. 我是否应该为了避免过敏而不给宝宝吃坚果和鸡蛋？

有些家长担心引入某些食物，如鸡蛋、鱼类或坚果，可能会增加宝宝宝患过敏或湿疹的风险。虽然有一些证据支持这一点，但大量的研究都没有发现这种影响，而有些人甚至认为，早期引进这类食品可能有一定的保护作用。

事实上，食物中的过敏源，如坚果和鸡蛋等，可能以自己的方式进入乳汁。出于这个原因，美国儿童医学会（AAP）建议说，宝宝两岁之前，过敏症的高危人群应避免给他们吃鸡蛋，三岁之前避免鱼类和坚果。

然而，随着越来越多的研究成果发表，这个建议已经发生改变，而目前的科学共识是，我们没有理由在哺乳或断奶期间避免食用这类食物。美国儿童医学会最近的声明指出，目前证据不支持妈妈应避免怀孕或哺乳期间食用某些食物，没有证据显示推迟引入鱼、蛋以及含有花生的食物可以防止过敏、哮喘或湿疹。

欧洲专家也有类似的研究结论。欧洲儿科胃肠病、肝病和营养协会（ESPGHAN）最近审查了相关研究并得出结论，一般辅食应在宝宝17周之后并不得迟于26周引入，没有令人信服的科学证据表明，避免食用鱼和鸡蛋会降低高风险的婴儿患过敏症的风险。同时也警告，引入麸质（面食中的含有物）不宜提前到宝宝4个月大之前，或7个月大之后，而应逐步引入——因为有一些证据表明，这种策略降低了腹腔疾病、1型糖尿病和小麦过敏的风险。

同时，在宝宝饮食中添加少量牛奶也是可行的，但牛奶不应该在宝宝1岁之前成为主要奶源，因为他们不能从中吸收足够的铁质。

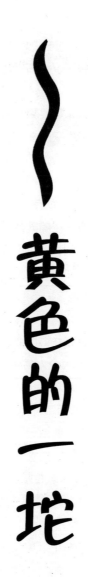

黄色的一坨

121. 布尿布比纸尿布更清洁么?

　　2005 年英国环境局宣布,一次性纸尿布并不比可重复使用的布尿布更损害环境,这让许多有环保意识的家长感到如释重负。一次性纸尿布在英国最终进入垃圾填埋场的生活垃圾中约占 2.4%,爸爸妈妈们可不喜欢一包包脏尿布在农村地里放上几百年(即使是埋在地下)。一次性纸尿布在降解过程中产生甲烷———一种强效温室气体。然而,可重复使用的布尿布也需要环境付出代价,因为把它们洗干净的洗衣机的能源是燃料。

　　英国环境局的结论是,无论何种类型的尿布都不能声称对环境有益。更形象一点,每个婴儿平均 2 年半的时间内用过的尿布对温室气体的排放和对不可再生资源的损耗大约和开车行驶 1300～2200 英里(1 英里等于 1.61 千米,下同)所消耗的资源是相同的。

　　美国的忧思科学家联合会也同样建议家长不要浪费大量的时间和精力去衡量不同类型尿布对环境的影响,因为差别不是特别明显。在忧思科学家联合会最近出版的《有效环境选择消费指南》中,他们建议如果你住的地方缺乏垃圾填埋空间,则尽量选择布尿布,如果你住的地方缺水,则尽量选择一次性尿布。

　　不过,在一些情况下,布尿布可以更环保。2008 年,英国环境局公布的一份报告得出的结论是,可重复使用的布尿布对环境的影响取决于它们的洗涤方式。如果按照使用洗衣机和烘干机的平均消耗来计算的话,一次性纸尿布和可重复使用的布尿布产生的温室气体排放量相同,但如果使用满载洗衣机清洗,或者晒干布尿布的话,排放量将减少

16%，使得布尿布比纸尿布的损害更低。如果这样做并将第一个孩子用过的布尿布用于第二个孩子的话，将对环境的影响减少 40%（尽管这只是相当于驾车行驶了 620 英里而已）。相反，用烘干机烘干所有的布尿布会增加环境损害 43%，而用 90℃热水洗尿布而不是 60℃的话，会增加环境损害 31%。

换句话说，你可以通过可重复使用的布尿布减少对环境的影响——只要你愿意等到洗衣机满载，并使用高能效洗衣机在 50℃～60℃冲洗，而且将它们自然晾干。

那么，不同类型的尿布对宝宝的小屁股有什么健康方面的区别么？根据备受尊崇的 Cochrane 协作网最近的一篇对 28 项研究的综述，没有什么高质量证据说明，哪种类型的尿布比另一种能更好地防止尿布疹发生。关于男孩穿着一次性纸尿布或可重复使用的布尿布对阴囊温度的影响的研究结果也很不明朗，所以任何宣称一次性用品可能会影响男孩日后生育能力的说法都是不值得相信的。

122. 绿色环保纸尿布真的环保吗？

不是所有的纸尿布都是一样的——至少如果你相信包装的话。有普通尿布，然后还有"生态友好"可生物降解尿布。我知道很多妈妈因为没有选择布尿布而心存愧疚，因此为了环保的目的选择这种尿布，但那有多大差别呢？

在很大程度上这取决于你最关心"环保"的哪方面。在温室气体排放方面，目前还没有直接的证据支持那些可生物降解的尿布有多环保。事实上，除非你打算用尿布施肥，否则把一个可生物降解尿布扔到垃圾箱里是没有什么意义的——而且可能使事情变得更糟。

班博自然（Bambo Nature）声称它的尿布是75%可生物降解的，同时也承认将尿布扔在垃圾箱里对环保无益，它们的网站说："任何号称可生物降解的尿布，都只有把它当肥料处理的情形下才可行，而不是扔进垃圾场去进行生物降解。"这是因为，垃圾填埋场中通常是隔离水分、氧气和细菌的，而这些都是生物降解所必需的。

"我们认为垃圾填埋场应该进行生物降解，但我们必须采取措施阻止垃圾与自然环境的相互作用，因为传统的垃圾填埋场已出现了很大问题，造成了地下水的污染。"美国促进可持续发展企业组织GreenBlue的亚当·甘德说。

甚至食品垃圾和植物垃圾在垃圾填埋场都很难完全分解，虽然一些较新的可生物降解尿布中含有加速它们所含的塑料分解的化学物质，但这个过程中释放的甲烷是对环境有害的。

在理想的世界里，没有垃圾扔到垃圾填埋场里是最好的，因为我们扔掉的很多东西都可以回收或当作肥料。"但如果我们确实需要送一些东西到垃圾填埋场——我可以想象，使用过的纸尿布将是最后那一拨——所以它们不太需要生物降解。"甘德说。

如果你想尝试用生物降解尿布施肥，班博只建议家庭施肥——而不是将它们送到公用设施去。即使这样，一些塑料部分也不能生物降解，而需要手动去除。

当然，除了有温室气体排放和生物降解，还有别的环境因素需要考虑。未漂白尿布在生产过程中使用更少的有害化学物质，而且利用来自可持续发展的森林木材做的尿布显然更环保。但所有的环保选项中最好的是使用布尿布（温水洗涤，自然干燥），然后再用到第二个或第三个孩子身上。

123. 为什么婴儿的大便是黄色的?

大便的颜色主要由胆红素和胆绿素所决定，两者都是红细胞分解的产物。胆红素开始会呈现黄色，但随后进一步分解，氧化成褐色色素，称为粪胆。而胆绿素则是绿色的。两者混合在一起，最终形成粪便的褐色。但就像孩子的颜料盒，其最后的色彩取决于这些颜料各有多少被混合在一起。

决定大便最终颜色的关键是食物在通过消化系统的过程中经历了多长时间。如果过程非常迅速，那么它将是绿色的；如果时间长一点，它就变成了黄色；而最慢的大便往往是棕色的。

母乳很容易消化，所以它能很迅速地通过消化系统。这意味着颜料添加得不多，并且胆红素还没有时间转换成粪胆，所以母乳喂养的婴儿的大便呈黄色。如果婴儿没有得到足够的富含脂肪的后奶，那么母乳在消化过程中会进行得更快，往往造成水样绿便以及很多气体（是在较低的肠子中未消化的蛋白质发酵造成的，见"89. 肠痉挛是如何形成的?")。配方奶喂养的婴儿的大便可能会呈现出深浅不同的绿色或棕色,这取决于配方奶的组成(见"109.配方奶是什么?为什么闻起来很腥?")。

除了新生儿的最初几泡屎可能是黑焦油的颜色外,宝宝的大便不应该是黑色的。如果是,这可能是内部出血的迹象——大便中呈现红色条也是如此。胎粪也不是真的都是大便,而是由消化的食物和宝宝发育过程中肠道脱落的细胞组成的。

当宝宝开始引入辅食后,你可能会发现他的大便越来越硬,更加呈现棕色。某些食物也会吓家长一跳:吃了甜菜根和覆盆子可导致大便是红色,而吃了香蕉能产生看起来像黑虫的大便。而甜玉米的纤维含量高,几乎不会被消化,进去什么样,出来也是什么样。

124. 为什么婴儿的大便闻起来是芥末酱味的?

答案很简单:因为就像芥末酱一样,婴儿的大便里面有醋。母乳喂养的婴儿的大便往往是黄色液体状,气味也和成人的不同。大便的气味主要是受生活在肠子中的细菌影响,而母乳中含有大量难消化的(被称为寡糖)碳水化合物,寡糖可以促进双歧杆菌和乳酸杆菌的生长。发酵的时候,这些低聚糖会产生氢气和诸如丙酸、丁酸和乙酸之类的化学物质。

"寡糖也被认为是会引起消化不良和大便不成形的一种物质。"艾奥瓦大学儿科医生齐格勒说。配方奶粉中不包含低聚糖但含有大量的含硫氨基酸，能促进肠杆菌科细菌的生长——这种菌生活在成人肠道中。家长常常提出配方奶喂养婴儿的大便更臭，那是因为消化配方奶会产生更多的含硫气体，如硫化氢和甲硫醇。而喂养婴儿豆基配方奶则会产生大量的硫化氢，闻起来像臭鸡蛋味。

说一点跑题的话题，最近一项研究发现，和那些不相干的婴儿的尿布比起来，妈妈更喜欢自己宝宝尿布的气味。一种可能性是，她们只是更习惯自己孩子的气味（当然还有被爱蒙住了眼睛）。不过，由于肠道细菌是出生时由妈妈传给宝宝的，因此也有可能是她们宝宝的大便气味更接近自己的。

125. 婴儿的大便比成人的更干净么？

你肯定可以想象这样的情景：宝宝尿布大爆炸。稀乎乎的便便从尿布两侧流出来，透过衣服，流进睡袋里。然后，在给他们换洗的时候，宝宝突然来了个鲤鱼打挺，便便沾满了他们的脚丫、头发，更别提你身上了。不过据说，宝宝的便便比人的"干净"，所以就没关系了？

这可不一定。婴儿出生时是无菌的，这意味着生命的最初几天，没有什么细菌在便便里。但是，这一切变化得很快，在第一个月结束时，宝宝每毫升便便里就大约有1万亿个细菌了——大约和成年人的细菌数量相当。

细菌是如何进去的呢？宝宝出生时经过妈妈产道会吞咽下一些细菌，然后从妈妈的皮肤和母乳中也会获得一些。这些细菌经过食道，穿过胃，在肠子里安营扎寨，欣欣向荣。这些殖民者通过我们吃下的食物和饮料存在一辈子，而且许多细菌也执行一些有用的功能，例如帮助我们消化食物，维持免疫系统的健康。

婴儿和成人的大便中的细菌种类是有差别的，与新生儿相比，成人菌种的复杂程度更高。当引入辅食以后，宝宝细菌的多样性增加了，然后在1~2年里稳定下来，达到成年人的样子——而且这是类似指纹一样独一无二的。

细菌的类型也根据宝宝的出生方式，以及他是否是母乳喂养而有所不同。荷兰马斯特里赫特大学的约翰·彭德斯和同事在研究中发现，通过剖腹产出生或配方奶喂养的宝宝，菌群比自然出生并母乳喂养的宝宝的菌群可能更有害，或者有益菌群更少。这是因为剖腹产出生的婴儿接触到的细菌来自医院的环境，而不是他们的妈妈，而配方奶喂养的婴儿将从妈妈的乳汁和皮肤中获得更少的细菌。

肠道细菌绝大多数是有益的而不是有害的，但无论是婴儿的，还是成人的大便都可能携带致病细菌，所以你应该保持换尿布后洗手的习惯。

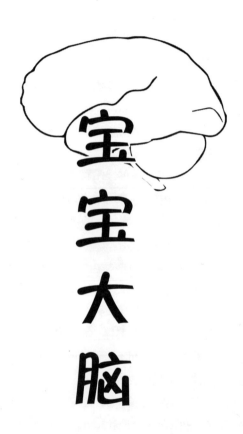

宝宝大脑

126. 新生儿的性格会一成不变么?

　　宝宝出生后你很快就会意识到，他们可远不是一张白纸，有着与其他宝宝区别明显的个性差异。有些比较懒散，有些似乎对新事物着迷，而有些则很挑剔，对任何情形都表现得很过火。这些特点会一直延续么？或者能告诉我们宝宝长大后会成为什么样的人么？

　　双胞胎的研究表明，我们的性格至少某些方面是遗传来的，包括情绪、活跃程度、社会性和冲动性。但是，这些特征不一定在婴儿期就出现。当科学家们谈论宝宝的个性的时候，他们往往指的是气质——比如他们情绪的强度，他们对环境有多敏感，以及如何能让他们放松。换句话说，这些很小的时候就表现出来的特质，似乎是独立于经验、智力或者学习的——有点像艺术家的画布。而另一方面，"人格"是在气质之上的——像是在画布上绘的图。

　　一个建议是，许多宝宝属于三个气质"类型"之一。"易抚"宝宝一般性格开朗，容易安静下来，迅速适应新的环境和日常安排，并有正常的饮食和睡眠习惯。大约有 40% 的宝宝被认为是"易抚"宝宝。"难搞"宝宝往往很情绪化，易怒，爱挑剔，爱哭。他们的饮食和睡眠往往很不规律。10% 左右的宝宝有这种"难"气质。"慢热"宝宝相对来说不够活跃，而且往往面对新环境和人会退缩。虽然他们需要时间来适应新的环境，但最终会接受。大约 15% 的宝宝是"慢热"型的。

　　然而，不是所有的宝宝都正好符合这三个类型特点（也就是为什么百分比加起来不等于 1），而且也不能保证，"易抚"宝宝会成长为一个"易处"孩子。气质在最初的几个月可能会有很多变化，因为很多类似难产或早产的因素会对宝宝的行为造成暂时的影响。

不过气质的某些方面会一直保持相对一致。其中最好的研究是观察宝宝面对突发状况如何反应。虽然大部分宝宝被放到新环境时会对新事物着迷，但有大约15%的宝宝被称为"高敏感"，也就是说往往很容易被新的和意想不到的事件所打扰——这可能是因为他们很容易对刺激反应过激。一项研究还发现，高敏感婴儿的脸可能更小，这意味着有某种遗传因素在起作用。

"高敏感"宝宝的父母会很辛苦：他们经常烦躁，哭泣，需要比其他宝宝更多的关怀——在某种程度上，家长有时会觉得他们很做作。"高敏感"宝宝往往会略显害羞和矜持，而且有一些证据表明，他们长大后也会更内向，患忧虑和焦虑的风险较高。而从有利的一面讲，他们也更可能注重细节和规划细致。他们敏感的灵魂需要很多的培养，而且特别容易受坏家教的影响（见"128. 家长可以改变自己孩子的个性么？"）。

一旦宝宝长到9个月，气质等诸多方面就能让父母看出些他们以后长大成人的端倪。包括宝宝是否很快地接触新鲜事物——这是社交性和外向性的标志——还有他们有多么害怕、愤怒和活跃。

害怕：虽然害怕听起来很负面，但对于良知的发展起了重要的作用，因为孩子们会担心潜在的惩罚措施。会害怕的宝宝更不可能成为冲动或有攻击性的孩子，但他们可能更容易抑郁和孤独。

新奇：那些喜欢接近新鲜事物的快乐宝宝，长大后更易成为外向的人，但他们也可能会比较冲动，自我控制能力较差，更容易生气或沮丧。

生气：1个月的时候就显示出生气的宝宝会长成活跃的、积极的样子，但他们可能会比较冲动、易怒、易受挫。

活跃：活泼的宝宝更容易成为活跃、外向、开放的孩子，但也更讨嫌。

127. 宝宝什么时候有自我意识的?

　　虽然在第一年宝宝的气质在某些方面变得很明显,但其他性格,比如骄傲、尴尬、羞耻和内疚还不会出现,这要等到宝宝开始自己识别"自我"。这一般会在 18 个月到 2 岁之间发生——大约始于他们开始认识自己在镜子中的形象的时候。你可以给自己的宝宝进行这个测试,让他们坐在镜子前,看他们的反应。宝宝未满 1 岁可能会接近镜子或微笑,然后把他们抱开,在鼻头上用口红或者颜料点一个红点。经过短暂的间隙,将他们重新放回在镜子前,看看他们的反应。如果宝宝小于 15 个月,他们可能不会做什么,但是随着年龄的增长,他们会开始意识到,那个红点可能在自己的鼻子上,他们会尝试着摸摸自己的鼻子(而不是镜像里的鼻子)。这种反应通常当宝宝达到 18 个月至 2 岁的时候发生。

　　研究发现,一旦当宝宝开始认识自己的镜像了,就会开始显示出尴尬,因为意识到别人也将自己作为一个人看待。

　　15 个月至 2 岁之间,宝宝开始使用人称代词如"我"或"我的",开始宣称一切都是他的,从你的手机变成"我的手机",你的钱包变成"我的钱包",甚至地板也成了"我的地板"。这是他开始认可自己是一个人的过程,但也是一个相当漫长的过程。家长会发现,宝宝往往是很不愿意与人分享的,他们经常抢夺玩具,或者远离别的宝宝——这让很多家长很恼火,在别的家长面前试图说明你的宝宝不是出于本意的自私显得很无力。虽然同情心和分享对我们成年人来说是很自然的事情,但这只有当你认可两个自我的存在的时候才可能——自己的自我和他人的自我——每个人都有自己的身份、需要、想法和愿望。这也被称为心智理论。这种认可何时发展起来在很大程度上仍然还不清楚，但很少有研究者会说，孩子们在 3 岁前就具备这种能力，有的认为这种能力直到孩子 5 岁才发展完全。

128. 家长能改变宝宝的性格么？

假设你的宝宝有一些过于敏感的信号，但是你又不想让他成长为一个焦虑的孩子。你其实不需要过于担心，因为家长对于孩子成为什么样的人还是有很大的影响的。

我们先来看看一项荷兰的研究，他们发现那些在 15 天大的时候过于敏感或者烦躁不安的宝宝到了 1 岁的时候可能不太会成为安全依恋型。安全依恋是宝宝和妈妈或者主要照顾者之间形成的依恋关系，那些不够安全依恋的宝宝相比于陌生人，对妈妈显示出较少的依恋。

研究人员发现，相比于不烦躁的宝宝来说，烦躁宝宝们显示出想要玩或想要抱的信号时与妈妈互动很少。但是，当研究人员告诉妈妈们如何安慰宝宝，如何和宝宝玩的话，他们发现，这些宝宝到了 1 岁的时候，也像不烦躁的宝宝一样可以建立安全依恋关系。这表明，家长对宝宝的反应能起到改变他们个性特征发展的巨大作用。易烦躁的宝宝可能会更难平息，并把妈妈推得远远的，但如果妈妈能注意到宝宝的需求，并在宝宝不高兴的时候提供安慰，这些宝宝也会像别的宝宝一样健康成长。

孩子成长的社会文化也可能对他们的性情产生很大的影响。一项比较加拿大和中国的妈妈回应害羞孩子的研究发现，中国的妈妈较认同害羞这一性格，而加拿大的妈妈则认为这是一个负面的特质，并试图让孩子开朗一点。由同一研究组的后续研究还发现，其他孩子对害羞孩子的互动方式也受文化差异影响。4岁的加拿大孩子往往拒绝和害羞的同学一起玩，而中国的孩子似乎很喜欢他们。也许这是因为中国人往往比西方人更为克制。

129. 排行会影响性格么？

像托尼·布莱尔和克林顿总统那样雄心勃勃却又传统，是因为他们在家里是老大么？也许里基·热尔韦和比尔·盖茨的热情和社交广泛是因为他们是中间的孩子？而查尔斯·达尔文和莫扎特那么有创意且叛逆，是因为他们在家里排行最小，所以感觉自己很突出么？

究竟排行顺序对性格有多大的影响在心理学家中已经争论了几十年，依然没有确定的结论。一些研究发现家里老大一般来说比后面的孩子更渴望成功，兢兢业业，吃苦耐劳，有组织性，更可靠；而后出生的孩子一般都比老大更外向，喜欢新鲜事物，更和和气气。最新的研究表明，某些说法可能有一定的道理，但大部分关于排行顺序的说法都是错的。

虽然大多数家长认为他们对自己孩子的养育上采用完全相同的方式，但研究发现并非如此。同卵双胞胎的研究发现，智力类的某些属性有70%来自遗传。但是，如果双胞胎分开，各自在不同的家庭长大，有研究发现他们的社会态度、兴趣以及人格特质——例如他们是否有攻击性，有多冲动等——和同一个家庭长大没有什么差别。换句话说，在同一家庭成长对于兄弟姐妹彼此之间的个性没有多大影响。这表明，家长对待每个孩子都应该把他们作为独立的个体——即使他们是双胞胎。

很多关于出生排行的研究受到批评的原因是，研究本身并没有把家庭大小考虑在内。如果大部分被研究的排行老大的孩子都来自小型家庭或为独生子女，那么他们很可能和那些来自大家庭的第二个或第三个孩子有着非常不同的成长环境。

不过，最近的几项研究并没有这个问题，他们的结果显示，至少一些证据显示出生顺序会造成影响——虽然影响非常小。

例如，2009年，哈佛大学的乔书亚·哈特和他的同事发现，人们倾向于与那些家庭顺序一样的人在一起，所以家里的老大喜欢和别的家里的老大交朋友等。因为其他的研究表明，我们往往被有类似性格的人吸引，这至少是个间接的证据，说明出生顺序可能会在一定程度上塑造我们的性格。

出生顺序也可能对智力产生影响。奥斯陆大学的彼得·克里斯滕森和他的同事研究了241310名挪威义务兵的军队记录，结果发现，平均而言，排行老大的孩子的智商比第二个出生的孩子要高。虽然区别也不是很大——IQ高出2.3分——但可能足以决定一个人在班上是名列前茅，还是中间（这可能在自信心方面产生连锁反应，或者影响他是否努力工作）。有趣的是，这似乎和第一个出生无关，而第一个被养大才是重要的因素。克里斯滕森发现，那些哥哥或姐姐去世后，承担了家里老大责任的孩子也表现出类似的智力优势。

130. 为什么是双胞胎性格却会不同？

 遗传学对个性的影响似乎在出生时比后来在婴儿期要弱。一项对出生在肯塔基州的同卵双胞胎和异卵双胞胎的研究发现：宝宝们的烦躁程度、安静下来的过程、活动水平以及对声音和物体的反应在出生后的第一周差别很大——尽管同卵双胞胎的 DNA 是一样的。那么还有什么可以解释双胞胎之间的差异呢？虽然双胞胎共享同一个子宫，但他们在那里的经历可能不同。双胞胎往往出生时大小不同，因为营养成分分配不均。双胞胎中的一个可能比另一个难产；如果有并发症，也可能在医院得到不同的治疗。甚至当他们回家以后，喂养方式、照顾顺序或照顾他们的父母都有所不同。如果双胞胎中的一个开始表现出某些行为模式——比如夜里醒来更频繁——那么父母可能会开始以不同的方式对待他，给他更多的拥抱，或在他哭泣的时候更缺乏耐心。

 双胞胎似乎在第一年年底变得越来越像，但依然不是完全一样的。随着孩子成长起来，他们有越来越多不同的经历，他们的个性出现更大的分化。你可能认为双胞胎具有相同的 DNA，那么他们患各种疾病的风险也相同，比如糖尿病、精神分裂症或心脏疾病，但其实不尽然。他们将来也不会死于同一种病。目前大量研究还在调查为什么会这样，一个可能的解释是，不同的人生经历导致他们的基因通过一个所谓表观遗传过程从而或多或少地被打开或关闭。

131. 宝宝会挑人么?

有的人喜欢宝宝，有的人则受不了。有趣的是，宝宝也是一样的。如果给宝宝两张脸选择的话：好看的脸和不好看的脸，宝宝都会盯着好看的脸看半天。英国埃克塞特大学艾伦·斯莱特和他的同事们让一些成年人对很多女性的脸的照片进行评分，然后在评分最高和最低的里面选出亮度和对比度都很匹配的照片作为一对。

然后将这些照片拿给1~7天大的宝宝看，同时研究人员站在宝宝视线以外，观察宝宝眼神的移动。几乎所有宝宝的眼神都在漂亮的那张脸上停留的时间更长。

斯莱特认为，我们认为更有吸引力的面孔其实更接近人脸的标准，这也和宝宝脑部本能的识别一致（见"78. 新生儿知道些什么?"）。此前有研究表明，如果你将许多不同的面孔混合在一起创造出一张"平均脸"，那么这张脸会被很多人评为极具魅力。

但宝宝不只是看表面。如果新生儿发现面对他的人的表情没有回应，会很不高兴。对出生3个小时的新生儿的实验表明，如果他们母亲的脸面无表情，那么新生儿会减少和妈妈的目光接触，并显现出难受的样子。这表明，宝宝在出生时就对人际交往的规则有一定的期望。这也可能解释为什么有人瞪着宝宝的话，他们往往会哭起来。

6个月大的时候，宝宝就似乎对好恶有了判别能力。美国纽黑文耶鲁大学的卡伦·温和她的同事们进行了这样一次实验：让12名婴儿观看木偶戏，木偶戏中不同的带着眼睛的积木爬上一座小山，有的互相帮助，有的则阻碍对方。例如，在一个场景中，黄色三角形积木帮助红色圆圈积木爬山，然后蓝色正方形积木则很粗暴地把红色圆圈积木推下去。

演出结束后，宝宝可以在所有积木中挑选一个最喜欢的。所有 6 个月大的宝宝都选了帮助别人的积木。在 10 个月大的宝宝中做同样的实验也得到了类似的结果。

当两块积木相互扶持着上山的时候，宝宝似乎并不确定更喜欢哪个——可能因为不确定积木的目的到底是什么。

这个实验说明宝宝比以前想象的还要早 1 岁就对社会性情景做出判断。当达到 18 个月的时候，他们会开始积极地参与帮助大人的活动，比如拿起扫帚想要在厨房扫地等。

132. 宝宝能记住什么？

什么是你最早的记忆？也许是在 2 岁和 4 岁之间，但你可能会对细节记不太清楚了，甚至怀疑是否真的发生过。我觉得我的第一个记忆是这样的：被推到加拿大的一座小山上，吃一包水果糖。据我妈妈回忆，在我 2 岁半的时候我们去了趟加拿大，而我可能吃了水果糖——但这是否是真的还很难说。

长期以来，科学家们认为，婴儿没有记忆——这是所谓的"婴儿健忘症"。但这一观点在最近几年有所变化，我们更加了解了不同类型的记忆以及它们是如何形成的。

如果你让一个成年人回忆他自己最早的记忆，最早可能也不会超过两三岁之前。还有一些证据表明，很情绪化的事件是最难忘的。在一项面对大学生的研究中，研究者询问他们是否还记得在 5 岁之前的任何对人生产生改变的事件，结果发现住院的回忆或兄弟姐妹的出生是特别难忘的，某些细节可能追溯到 2 岁左右，而家庭成员的死亡或搬到新家则能追溯到 3 岁。

这个时期孩子发展出其他两个技能，这可能有助于解释为什么这种"自传体记忆"似乎并没有从较早的年龄开始出现。一个是"自我"的意识，"自传体记忆"的特点是通常把自己作为心中的一个个体。另一个是语言。一些研究表明，语言的发展用来描述事件，可以帮助我们记住它们。至少孩子有了辅助的工具可以当作记忆的线索和提示。语言还提供了可以和家人朋友交谈和回忆的机会。它也可以作为辅助记忆的直接手段——因为许多家长发现两三岁的孩子有时躺在床上自言自语，似乎通过唠叨来记住当天发生的事情。

语言对记忆的重要作用可以通过一个叫作"神奇收缩机"的实验来证明。2～3 岁的孩子被要求从一个盒子里拿出一个玩具，然后放到机器的顶部。然后，他们拉一下杆，会有微缩版的同样的玩具从机器底部出现（有一个研究人员坐在机器里，选择合适的玩具放到机器底部的槽中）。当孩子第一次看到机器的时候，研究人员先评估了一下他们的语言能力，然后当他们在半年或 1 年后再次被问起时再做一次评估。当孩子们被问起这个机器以及它如何工作的时候，如果在第一次看到机器时没有学会足够的词汇，那么他们现在就无法描述机器——即使他们现在的语言表达能力已经非常好了。即使拥有这些词汇，也可能他们根本找不到词来形容这个机器。然而，很明显孩子们想起了这个机器，因为他们可以用图片来解释它是如何工作的。

133. 我们为什么没有婴儿期的记忆?

　　大人不记得他们早期童年的事情，并不意味着孩子不记得他们出生以后发生了什么。很明显，甚至胎儿都具备学习能力，这需要一定程度的记忆能力。例如，新生儿似乎能判断出给他们播放的音乐片段是否在出生前听到过（见"36. 宝宝在肚子里的时候能学些什么？"）。这是不同的自传体记忆，但依然是记忆。

　　一般来说，孩子越大，记住的东西越久。一些最有名的关于小宝宝的记忆实验是由在新泽西州罗格斯大学的卡罗琳·劳薇 - 科利尔完成的。她用丝带将仅 2 个月大的婴儿的脚连接到挂在婴儿床上的颜色鲜艳的玩具上。也就是说，如果宝宝踢他们的脚，玩具就会动，如果他们踢得很使劲，玩具会发出叮当作响的声音——这足以使 9 周大的宝宝兴奋不已！

　　玩这个游戏 2 次，每次 9 分钟，宝宝们在几天后进行了测试，看看是否能记住通过踢脚来让玩具动起来。2 个月大的婴儿能记住的时间只是 1～2 天，但 6 个月大的宝宝可以记住 2 个星期。

　　玩多少次这个游戏对于记住游戏来说很重要。如果给 2 个月大的宝宝 3 次每次 6 分钟的培训的话，他们就可能记得这个游戏达 2 个星期之久。

　　一种理论认为，婴儿存储回忆没有问题——问题是再次获取记忆。这也可以解释为什么我们成年人很难获取早期记忆——我们对世界的视角已经改变了太多了，那些可以触发回忆的简单线索：那把巨大的隐约可见的椅子，或者妈妈衣服上鲜艳的纽扣，可能已经不复存在，或者不能像小时候那样有鲜明的意义了。

在后来的实验中，劳薇·科利尔发现，通过简单定期的向宝宝们展示玩具（但实际上没有连上他们的脚）可以延长他们对游戏的记忆。3个月大的宝宝在进行了2次9分钟的培训后通常过了2周就不记得这个游戏了，但如果在他们测试前24小时给他们看看同样的玩具，他们就能想起来。这是因为如果单纯看到玩具就能让他们在头脑中重现游戏的情形，那么当他们24小时后进行测试时，他们就知道该怎么做了。

但这类实验只能测试婴儿的记忆技能或习惯的能力，和一般的自觉记忆，比如去看了一场马戏或1岁生日的时候奶奶烤了蛋糕，是不同的。显然，这种类型的记忆很难对宝宝进行评估，因为他们不能直接告诉我们他们能记住什么，但西雅图华盛顿大学的安德鲁·麦特泽发明了一种直接测试的方式。

他决定向宝宝们展示一些不同寻常的物品，比如从上面按杯子，杯子会塌，或者用额头碰一个盒子，盒子的灯会亮。现在的问题是宝宝在观看了大人表演，而自己从没有上手实践时，是否会记得如何操作这些奇怪的物品。

当他对14个月的宝宝做这项实验的时候，他发现，宝宝们2～4个月后返回实验室时，大多数都能立刻拿起这些物品，并模仿他们所看到的大人的动作。类似的研究显示，仅9个月大的婴儿就具备了没有直接经验但却能记忆的能力。

当然，这些记忆测试都不够完美，不一定能反映婴儿可能会反复接触到某些物体或经验的现实生活，或现实中不同的情况和场景，但它们肯定了一点：婴儿有较强的记忆——即使长大后不一定能记得什么。目前还不清楚现代技术，如数码相机和视频将如何影响孩子的能力和记住的东西。当我的女儿玛蒂尔达大约20个月大的时候，我们在Zippos马戏团来伦敦巡回演出的时候带她去看了表演，之后几个星期她非常沉迷于看马戏团和里面的马教练亚斯敏·斯马特的录像。从马戏团回来以后，她几乎每天都要看视频。我很好奇她是否在多年以后还会记得马戏团的表演——不过我得问她一些关于马戏团除了马以外的其他细节，以确定她不是通过视频想起来的。

134. 幼儿园让宝宝更开朗还是更害怕？

如果你决定回去工作，那么选择谁来照看宝宝将很可能是你不得不做出的最紧张的一个决定。报纸上的新闻警告说，那些进入幼儿园的宝宝会遭受各种挫折，应激激素水平升高，让家长感到十分内疚——但很多时候如果父母双方都希望追求自己的个人事业，那么我们别无选择。另一方面，我们心里也有些感觉，觉得与其他孩子玩耍很可能有利于宝宝的社会关系发展，所以进幼儿园也许是一个积极的选择。

皮质醇是正常的日常活动过程中释放的一种激素，而且在产生应激反应时会分泌出大量的皮质醇。一些研究发现，就读全日制幼儿园的孩子与在家里和父母在一起的孩子相比，下午的时候皮质醇水平较高（这种模式也出现在成人高级管理人员在高压力工作的时候）。例如，一项针对 18 个月到 3 岁的儿童的研究发现，他们在幼儿园下午的皮质醇水平是平日的 1.5 倍，尽管参加的幼儿园都是高质量的育儿中心。

但这究竟是因为得和父母分开，还是由幼儿园的质量原因造成的呢？瑞士联邦理工学院的安德烈·戴特林为了探得原因，比较了一周去幼儿园40小时的3~4岁的孩子和那些大概同样时间离开父母但与保姆在一起、没有参加任何幼儿园的孩子。在这项小型研究中，每组只有20个孩子，但结果确实发现和自己的父母分开并不一定造成压力。那些进入幼儿园的孩子在下午释放大量的皮质醇（和以前的研究发现类似），而那些保姆看管的孩子的皮质醇释放量与保姆给予的关注和爱护有很大关系。那些给予充足的个人关注的保姆照看的孩子体内的皮质醇水平和平时没有什么差异，而那些接受低质量的育儿看护的孩子和进入幼儿园的孩子没有什么区别。

一项试图解决这些问题的最大的研究是早期儿童养育中心（SECC）做的，这个中心是由美国国家儿童健康和人类发展学院资助的。研究跟踪调查了1200多名孩子从出生到童年，直到中年的生活。

就整体而言，研究发现那些由自己母亲照顾的孩子和被其他人照顾的孩子没有特别的区别。那些参与高质量育儿中心的孩子还可以获得一些额外的好处，比如在3岁前更好的认知功能和语言发展，以及4岁半的时候具备更好的入学准备——虽然和个体差异相比效果很小。这意味着，如果孩子的父母没有时间或意愿与他们进行交流的话，他们可能从幼儿园中受益。但如果他们在家里能得到类似的关爱，幼儿园的益处将不明显。在提高幼儿的认知和语言发展方面，最重要的事情是向孩子提问，回应他们的问题，和他们良好的沟通，如唱歌，读书以及对数字、形状或字母的重复。

当涉及孩子的社会和情感发展时，影响是类似的。SECC研究发现家长养育的质量和其他因素——孩子是否被别人看护，或看护人员的质量、数量及稳定性——相比，对这方面产生更大的影响。这并不是说，幼儿园没有影响——更高质量的护理相比低质量的幼儿园而言能造就两三岁孩子更强的社会能力、合作精神和较少的行为问题。而每周在幼儿园超过30小时则会和行为问题的增加联系起来，虽然影响很小，但统计上足够明显。

当然，与其他孩子在一起的群体经验（无论是否通过参加幼儿园，或和父母一起进入亲子幼儿组得到的经验），会增强他们长大后的合作精神，更有利于与他人交往。其他研究也暗示，那些进入幼儿园的孩子更会自我娱乐，有更强的自信，并在新的环境中没那么局促不安。

最后，值得注意的是，那些进入水平较差的幼儿园的孩子受到的负面影响比在优质幼儿园得到的正面影响更多。尤其是对于特别烦躁不安、难以安抚的婴儿，和好脾气的孩子相比接受低质量的育儿教育将会遇到更多的行为问题，但如果进入较好的幼儿园的话，他们的行为问题会更少。这些"问题孩子"如果接受了很细致的、带有鼓励的幼儿教育的话，甚至可以比好脾气的孩子具备更加良好的社交能力。

那么，父母怎样才能判断保姆或幼儿园所提供的护理质量呢？一般而言，受教育程度高、有专业培训经验的照顾者会提供更优质的护理，以及较低的孩子老师比率、较小的班级都会更好。对于 6～18 个月的婴儿，美国儿童医学会建议孩子老师比例不超过 3：1，并限制整个班不超过 6 名婴儿。而 18～24 个月大的孩子其比例则不超过 4：1，并限制每班 8 个孩子。

SECC 的研究人员还得出结论，高品质的育儿教育要求很多细致的、带鼓励性质的、频繁的照顾者与孩子之间的互动——这可能在较大的群体，或者如果有太多的孩子要照顾的情况下很难实现。

为了评估这一点，研究人员建议家长在选择育儿方式的时候关注如下几个方面，这些都是高质量幼儿园的标志。

• 老师在和儿童交流的时候是否保持乐观的精神状态和鼓励的态度？

• 老师是否拥抱孩子，拍拍孩子后背，或者握着孩子的手？当孩子伤心的时候老师是否会去安慰？

• 老师是否会重复孩子的话，或者猜测孩子想说的话，是否回答孩子的问题？

● 老师是否用简单的问题鼓励孩子交流，比如"对""错"问题，或者问及家庭成员和玩具？

● 老师是否对孩子的好行为有正面反馈，比如说"你做到了！"或者"做得好！"老师是否鼓励孩子很大声地说字母、数数、辨认形状和数字？

● 老师是否讲故事？描述物体和事情，或者唱歌？

● 老师是否促进发育，比如让小宝宝适当锻炼颈部和肩部肌肉，帮助大孩子学走路，或者拼拼图、搭积木、拉拉锁等？

● 老师是否鼓励孩子笑，和别的孩子一起玩？他们是否鼓励孩子之间的分享，以及用好行为做榜样？

● 老师是否给孩子们读书和讲故事？是否让孩子摸书和翻页？

● 老师是否在即使孩子犯错误的时候还能保持和孩子积极交流的态度，而不是消极对待孩子的态度？老师是否认为和孩子交流很重要，并且不会去忽视他们？

135. 夏天出生的宝宝和冬天生的有差别么？

尽管你的孩子可能不是经典的犹豫不决的天秤座，或者有冒险精神的射手座，但想想看：如果他在英国出生时正值 9 月至 12 月间，那么他可能成为一名职业足球运动员的可能性要比出生在夏季的孩子高一倍。而另一方面，他也略微更有可能遭受惊恐发作的痛苦，如果是男孩，长大以后更可能成为酒鬼。同时，板球球迷一般在年初出生，而保龄球选手更有可能出生在晚冬或早春，而如果你雄心勃勃地想让孩子成为一名医生，则最好瞄准在 4 月至 6 月出生。

也有一些证据表明，婴儿出生的季节会影响他们的健康。例如，出生在北半球 12 月至 4 月的婴儿比那些出生在一年中的其他时间的婴儿更容易患上精神分裂症或躁郁症，而在 4 月到 6 月之间出生的婴儿患厌食症的风险更大。

当然出生月份对所有这些事情的影响都很小，但也足够大到不能用随机概率来解释。在北半球 2、3、4 月份出生的患精神分裂症的风险（这是季节性相关疾病中研究得最好的）的婴儿比在一年中的其他时间出生的婴儿高出约 5%～10%。这和一方父母或兄弟姐妹中有患者增加的风险相当。

科学家们还提出了这些趋势的可能原因。在运动方面，一些所谓的"相对年龄效应"可以用来解释为什么出生在一年中的某些时候的孩子更有可能成为职业球员。例如，选择国家青年队的时间一般在 9 月至 12 月间，根据英国足协的调查发现，57% 的 2008～2009 赛季英超联赛选手在这几个月之间出生，而 5 月到 8 月出生的选手比例仅为 14%。就是说，9 月出生的宝宝比 8 月出生的将多有一年的时间来练习，同时他们的身体状况也会强一些。在世界其他地区，包括许多欧洲和北美国家，选择足球队的时间发生在一年中的前几个月，这种情况下春天出生的婴儿就具有更大的优势。

关于健康方面，可能不同的因素起了作用。一些研究表明，在春天出生的精神分裂症婴儿是妈妈在怀孕的关键时期被流感病毒等病菌危害的结果。最近，科学家们提出，由低水平日照造成的怀孕期间维生素 D

缺乏也可能是罪魁祸首，或者一年中不同时间大脑中某些化学物质如血清素或多巴胺分泌水平也可能起到一定的作用。

在一些国家，婴儿出生的季节也可以影响他们的身体发育。科罗拉多州丹佛市，坐落在落基山脉的中心，其冬季既美丽又酷寒。一项针对425名生活在那里的婴儿的研究发现，那些出生在夏秋季的婴儿比在冬天出生的婴儿开始爬的时间延迟了3个星期。婴儿通常在6～8个月开始爬——夏天的孩子正好经过这么长时间到冬天的时候开始要爬了。较少的日照时间，更多的风雪和刺骨的寒冷，意味着这些婴儿可能会花更多的时间被捆绑在一个舒适小车里，而不是实践他们的羽翼未丰的爬行能力。相比之下，出生在冬天的婴儿当要开始爬的时候，正是最有可能有空间和动力去探索周围环境的时候：夏天。其他研究也已经证实，那些很早就开始爬行或踩踏动作的宝宝往往是走路最快的——通常能让他们疲惫的妈妈错愕不已。

136. 孩子生日在班里靠前对学业有好处么？

可能有好处，尽管随着年龄的增长这种优势会减弱。许多研究发现，出生于学年开始之后的孩子往往比那些年级组里最小的孩子的测试分数更高。一项针对这个问题的最大的研究是在英国进行的，那里的学年开始于9月，所以8月出生的孩子年龄最小。

7岁的时候，8月出生的孩子有多于别的学生2~3倍的可能性在阅读、写作和数学方面被老师评定为"低于平均水平"。例如，14%的9月出生的孩子在阅读能力方面被评为"低于平均水平"，而有30%的8月份出生的孩子是这样的。这个差距会随着孩子年龄的增长而变小，这表明8月出生的婴儿在慢慢地追了上来。

当英国儿童达到16岁的时候，他们会参加资格考试GCSE。总体而言，大约一半的孩子会获得GCSE英语和数学课程得分A~C。但是，如果你比较生于8月和生于前一年9月的孩子，则8月出生的孩子里女孩不达标的可能性增加5.5%，而男孩增加6.1%。同一研究人员发现，8月出生的孩子和9月出生的孩子相比，进入顶尖大学，如牛津或剑桥的比例低20%。尽管如此，研究人员发现孩子的自我价值，对学校的喜爱，以及他们继续高等教育的愿望没有什么区别。

究竟是什么造成了这样的差距还不好说——怎么来改变也让人无所适从。一种可能性是，8月份出生的孩子在4岁时还没有准备好开始上学，所以他们在这段时间不能从正规教育中受益，另一个原因是测试日期是统一的，无视了这当中测试者的年龄差距。

另一个问题是，这样的研究没有把孩子能力的个体差异考虑在内。例如，我们不知道是否8月出生的孩子中智商高的是否会受到同样的影响，或者这是否让差别效果得到缓冲。也不是很清楚开始上学之前幼儿园或家长在孩子身上花费时间的不同，是否也会造成同样的影响。

不过很清楚的一点是，总是有众多8月份出生的天才们成为规则的例外。

语言

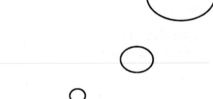

137. 什么时候宝宝才能听懂我的话？

　　大多数孩子在 1 岁生日的时候开始说出第一个字。直到最近，小于 10～12 个月的宝宝还被称为"前语言状态"：虽然可以识别别人发出的常见元音和辅音，但他们无法理解实际词的含义。一个流行的理论是，宝宝直到开始观察别人与自己的个人动机以后才能掌握语言——这通常从 9～10 个月开始。在此之前，他们还不能仅凭声音与实际事物或动作的关系了解别人的意图。

　　然而，新的研究开始挑战这种说法了。宾夕法尼亚费城大学的艾丽卡·伯格森和丹尼尔·斯万里测试了 6～9 个月大的婴儿将关于事物和肢体的字词和图片联系起来的能力，比如让他们"看看苹果"，然后追踪婴儿的眼球运动。他们发现，年仅 6 个月的婴儿就能够识别正确的物体——包括当一幅图片里包含好几个不同的物体时，比如厨房桌子的图片里有苹果、饼干、酸奶和瓶子。

　　由此我们可以获得的信息是，即使很小的婴儿也可能会了解对他们所说的话，所以对他说尽可能多的话是有用处的。在研究大一点的宝宝时也发现，不是让他们被动地接受语言，而是将宝宝带入谈话中是一个更为有效的教语言的方法——即使他们还回答不出什么。

138. 为什么宝宝先喊爸再喊妈？

学说话需要协调超过 70 块不同的肌肉和身体部分，是我们人类进行的最复杂的物理动作之一。因此，也难怪，孩子 5 岁左右才能熟练掌握语言。

大约七八个月的时候，宝宝开始咿呀学语。得克萨斯大学奥斯汀分校的芭芭拉·戴维斯游历了世界各国，试图捕捉孩子们说的有意义的第一个词。她使用连接到宝宝围兜上的微小麦克风，远到中国、厄瓜多尔、罗马尼亚收集宝宝的谈话。她也听过美国、法国、荷兰和柏柏尔宝宝的话语。"我们所发现的是，宝宝们在咿呀学语时的发音很相似。"她说。

像 B，D，M，G 和 A 组合声音似乎是最容易发出来的，所以他们都是从这里开始。"你快速张合嘴唇，就会发出 'ba ba ba' 的声音。"戴维斯说。婴儿无法很好地控制自己的舌头，而这对于发出其他声音又很重要——但是他们可以将舌头向前和向后伸。"如果把舌头往前伸，你将发出'da da da'的声音，如果你把它向后移，你会发出'ga ga ga'。"戴维斯说。

在这个阶段，他们不必试图沟通，只需简单地发出有节奏的声音，就可以为学习语言提供基础。虽然很多家长认为"妈妈"和"爸爸"都算是宝宝的第一个词，因为这些人对于宝宝是最重要的。但其实直到 10 个月到 1 岁以后，宝宝才会真的用这些词来表达意义。所以，如果你的宝宝先喊了"爸爸"而不是"妈妈"，也并不一定意味着他更喜欢爸爸。

很多宝宝都会在说"ma"之前说"da"。"早期的发声往往是通过同时移动嘴唇、下巴和软腭产生的。" 内布拉斯加林肯大学的乔丹格林说。这样我们可以发出"ba"和"da"的声音，而发出"ma"的声音则要求我们动嘴唇和下巴，但放松软腭使声音进入鼻腔。

和宝宝类似，成年人使用"da"和"ba"的频率也比使用"ma"和"na"的多。"'da'是世界各地的语言中最常见的声音，"戴维斯说，"也许宝宝喊爸爸比喊妈妈早的原因是因为他们发这个音更多。"

很有可能是因为这些词最容易说出来，所以纵观历史，家长听到婴儿的第一次发声，就用这些话来作为他们自己的代号。事实上，在全世界的语言中，宝宝对母亲和父亲的发音都非常相似。父亲在英语、法语、汉语／波斯语和阿拉伯语中分别是"dada""papa""baba""ab-ba"，而"mama"在英语、汉语和斯瓦希里语里都是一样的——在日语里是"haha"。但也有例外——如日语里父亲是"chichi"——但这是少数。

一些最难的发音是 r，l，ph，ch 和 sh，所以这些往往是孩子最后掌握的声音。这就解释了为什么很多孩子的发音非常可爱，如"bab-bit"，而不是"rabbit"。

139. 什么时候宝宝说话才有意义？

尽管宝宝从 7 个月大就开始咿呀学语了，但大多数语言专家认为至

少还需要好几个月，宝宝的咿咿呀呀才能变成有意义的语言。平均来说，宝宝大约 1 岁时说出第一个字词，不过宝宝开始说话的个体差异还是很大的。有些宝宝没有经过咿呀学语阶段而直接讲话。"有的孩子相对话多，有的话少，但如果他不说话，或者他们只是发出'buuuuuuuh'或'muuuuuuuh'的声音，而不是很有节奏和音节感，就需要注意了。"得克萨斯大学奥斯汀分校的演讲专家芭芭拉·戴维斯说。

最近的研究发现咿呀学语可能比简单动嘴的动作要复杂些。你可能从来没有注意到这一点，但是当人们说话时，自己的嘴巴右边打开的比左边大一点点。这是因为大脑左侧（控制面部右侧）对产生语言起了更大的作用。咿呀学语是语言产生的第一步，新罕布什尔州达特茅斯学院的劳拉安·派提图和她的同事们拍摄了 10 名 5～12 个月大的宝宝的咿咿呀呀，或者发出其他噪音和微笑的画面。然后，她放慢了录像，让不知道情况的人评价，宝宝的嘴哪一侧打得更多。

果然，当宝宝在咿咿呀呀说话时的表现和成人的张嘴模式相同，这表明他们正在使用自己大脑的语言区。而微笑则有相反的效果，这可能是因为右侧大脑更多地参与处理情感。

当他们开始讲话时，第一句话往往包含许多和咿呀学语时相同的声音，这使得人们很难分清究竟宝宝什么时候开始结束咿呀学语，什么时候开始说出第一句话。家长比陌生人更容易察觉这个过渡，因为他们每一天都和宝宝在一起，可以发现其中的规律，比如每次宝宝进入浴室都说"ba"（英语里浴室是 bathroom）。

虽然人和物的词都比较容易分清，但研究表明，一些非物体的词，如英语里的"gone"（走了），"there"（那儿），"uh-oh"（哎呀）和"more"（还要），也都会出现在宝宝婴儿早期的语言中。20 世纪 80 年代，美国加州伯克利大学的艾莉森·哥普尼克，拍摄了 1 岁孩子每天的生活，想要找出他们使用了什么词语以及是如何使用的。在她所著的《宝宝怎么想的》（*How Babies Think*）一书中，她介绍了一个 18 个月大的叫亨利的男孩是如何反复使用单词"gone"（走了）来形容许多不同物体从视野中消失，而不是形容事情的结束，比如吃完晚餐了。

同样，宝宝经常用"oh dear"（我的天）或"uh-oh"（哎呀）来形容失误，而"there"（那儿）表示成功。他们根据其他人或物体具有的类似特征而命名，比如所有的男性和邮递员都是"dada"，而"月亮"则包括所有灯、橘子和闪亮的指甲钳。

当我的女儿遇到困难挫折时，她喜欢使用"bumpy head"（撞头）来形容。很显然，因为她曾经在撞头的时候哭了，她认为这是最合适用来描述她情绪的词语。

140. 宝宝不用语言能交流么？

婴儿很清楚地知道哭闹可以引起大人的关注，但他们很快也会发展出其他沟通的方式。冲着 1 个月大的婴儿伸舌头，他们也会伸舌头以回应。跟宝宝说话的时候，你可能会注意到他们会停止乱动，然后用踢腿、嘟囔和微笑来回应。所有这些都表明，即使是很小的婴儿也懂得沟通的基本原理，每天都能有进步。

婴儿也喜欢别人模仿自己的动作。一项研究发现，当妈妈模仿 3 个半月大的婴儿的声音和表情而不是回应不同的声音和动作的时候，婴儿们嘟囔和微笑得更多了。

当婴儿从嘟囔到咿呀学语阶段时，就开始认识到，自己可以用这些声音来和大人们进行交流——开始有点像交谈了。在最近的一项研究中，纽约州伊萨卡康奈尔大学的迈克尔·戈尔茨坦和他的同事们研究了 5 个月的婴儿和成年人玩的时候，成年人忽然摆出一副面无表情的样子，并开始忽略婴儿，婴儿们会表现出非常讨厌这样。如果你对一个更小的宝宝这样做，他们会不自主地把目光移开，并开始大哭。但是，5 个月大的婴儿的反应有所不同。他们没哭，但增加了嘟囔和尖叫，显然是试图和大人交流。当得不到回应时，他们会最终放弃努力，并显得很难过。

在大约 1 岁时，宝宝也开始指指点点。传统的观点是，他们这样做是为了得到想要的东西。但最近的研究表明，1 岁宝宝的指指点点是为了帮助别人。这是令人惊讶的，因为帮助别人意味着，他们能理解其他人有自己的想法，而且不必理解你所做的一切——这是以前认为长大以后才会发展出来的一项复杂的社会技能。

荷兰奈梅亨马克斯－普朗克研究所心理语言学家乌尔夫·里兹科斯基和他的同事们与 1 岁的孩子们坐在桌子边一起做手工，他们拿出一个印章，然后印在一张纸上，然后用一卷透明胶带将一块布沾在纸上。然后，他们又做了一次，但这次他们故意碰到透明胶带卷，使其落在地板上。当他需要透明胶带的时候，开始到处去寻找。几乎所有的 1 岁的孩子都会指着掉到地上的透明胶带，来帮助大人们找到它。

这说明 1 岁的孩子已经懂得别人忽视的事情，并希望能帮助他们。虽然还不能说"你掉了东西"，但他们运用自己的小手来告诉大人。

141. 好动的宝宝比安静的宝宝语言发展得更快么?

　　所有的家长都会告诉你, 每个孩子是不同的。有的更善于交际, 有的更活跃, 尤其是等到开始和别人交流互动以后, 他们的性格表现得越来越明显。一些研究表明, 宝宝开始爬行的时候会显示出更多的愤怒和对父母的依恋, 对父母的存在表现得更敏感, 更注重父母在身边的时刻。更重要的是, 似乎是运动触发了这些变化, 而不是相反。如果把一个孩子放进婴儿学步车里, 他们的表现和躺在垫子上的时候完全不同。当他们还不能爬的时候, 宝宝们不太善于交际, 要把注意力主要集中在物品上。但把他们放在婴儿学步车里后, 他们的行为就和同龄的开始爬的孩子一样了, 开始和房间里的大人互动, 盯着看墙壁上的东西。看起来, 这个对世界的新视角以某种方式刺激他们变得更善于交际。也许, 只是因为当爬行或直立以后他们看到了更多的东西而已。

　　过渡到行走也似乎引发了婴儿的社会行为的改变。华盛顿瓦拉·瓦拉惠特曼学院的梅利莎·克利尔菲尔德比较了9~12个月大的可以行走的宝宝, 以及还不能走只能爬, 但是可以通过扶着婴儿学步车在房间里走动的宝宝。她发现, 那些能独立行走的宝宝花更多的时间玩玩具以及和妈妈们进行互动。他们还试图嘟囔着说话, 有更多的手势, 比如看着妈妈的时候指点或挥舞着一个玩具。重要的是, 在婴儿学步车的宝宝双手是自由的, 所以可以做同样的事情, 但他们并没有去做。这似乎意味着, 过渡到独立行走本身改变了宝宝与他人的互动方式。

142. 为什么妈妈对宝宝用很傻的腔调说话？

"宝贝，妈妈抱抱，妈妈亲亲好不好？"让我们现实一点，大家都有过在宝宝面前像傻瓜一样说话的经历，最理直气壮的理由是：宝宝喜欢这样。如果让宝宝来选择妈妈和宝宝说话的声音还是妈妈和别的大人说话的声音，那么宝宝都会选择和宝宝说话的语气。在英语里，甚至有个名词来形容这样的腔调——motherese。

世界各地的家长在和婴儿讲话的时候都表现出共同的模式。他们提高了自己声音的音调，语速更慢，拉长元音，并夸大语调的变化，几乎是带着音乐的感觉来讲话。使用的句子很短，同一个句子经常反复不停地变着花样地重复。

更重要的是，似乎这种无意识的语音转化可以帮助婴儿学习语言。以前的研究表明，英国、瑞典、中国和俄罗斯的妈妈们会不自觉地调整自己的语音语调，使她们语言的元音共振更强烈，比如这样："哇，你好乖乖啊，眼睛好大大。"

最近，罗德岛布朗大学的宋杨和他的同事们测试了一些 19 个月大的孩子，发现这样延长元音能显著提高他们识别单词的能力。

这还不仅限于我们的声音。最近的研究表明，我们还改变了自己的行为。研究中，妈妈们向成人和婴儿展示一系列的玩具，其中包括由彩色木珠串成的小蛇，透明的塑料仓鼠球里面有个彩色的小球。相比而言，和向成人展示玩具相比，向婴儿展示玩具的时候，她们表现出更多的互动，更热情和更多的重复。更重要的是，让宝宝选择，是看面向成人的展示还是看面向宝宝的展示时，宝宝们不自觉地对那些面向宝宝展示的妈妈们更感兴趣。

爸爸与婴儿交流的时候似乎也会改变自己的行为，但稍微不同。当爸爸展示同样的玩具时，婴儿对他们的热情似乎比对妈妈少了一些，但爸爸们会更接近婴儿，并让他们有更多的机会接触和探讨玩具是怎么玩的。这种向孩子展示物品是如何复杂工作的欲望在其他关于了解父亲行为是如何受催乳激素影响的研究中也有类似发现（见"32. 男人当爸爸以后会变么？"），所以我猜测这是一个男女之间比较普遍的差异。

这种物理行为的变化可能对捕捉宝宝的注意力是重要的，并且可以教导他们关于人的动机，以及如何探索，理解日常生活中遇到的事情。

143. 宝宝什么时候开始学习语言？

婴儿刚出生时具备吸收任何语言的能力，甚至在出生前就已经开始聆听所能听到的各种声音和节奏，并试图诠释声音的意义。刚 4 天大的婴儿可以区分他们从子宫中听到的语言和其他语言的区别（见"78. 新生儿知道些什么？"），虽然可能还需要长达 1 年他们才能说出第一个字。

尽管婴儿刚出生就能分辨声音和节奏，但在约9个月的时候，他们的大脑还依然很"国际化——意味着他们可以区分所有150种人类语言。想想那些说日语的成年人，无法分清"R"和"L"音的区别，或说英语的人经常无法察觉西班牙语和法语的"P"和"B"之间的差别 这对于宝宝来说都不是问题，他们可以很轻松地察觉这些差异，无论是谁和他们讲话。

　　当西雅图华盛顿大学的帕特里夏·库尔游历全世界去探索婴儿的这种普遍的语言能力时，她发现了一个有趣的现象。在第一年下半年的某个时候，婴儿会失去这个能力。日本婴儿在7个月大的时候是完全能够区分"R"和"L"的（可以通过声音发生改变的时候测量他们倾向于将头朝向哪个扬声器来研究），而到了11个月的时候就不可以了。这是因为大脑开始逐渐筛选出日常生活中无关紧要的声音。

　　是否有可能重新获得这种能力是一个有争议的问题。很长一段时间里，人们认为这是不可能的，但库尔最近的研究暗示，只要给予适当的刺激，宝宝的耳朵可以保持对其他语言的开放。她给9个月大的美国婴儿一个月内上了12堂25分钟的语言课程，课程包括讲汉语的老师给孩子读书、玩木偶、玩火车和套圈玩具。她发现，这些婴儿可以保留获取汉语语音的能力，而其他同龄的美国孩子则失去了这种能力。重要的是，这只在婴儿和说汉语的人交流时才能保留——如果只是给他们播放讲汉语的DVD是没有效果的。不过，这种效果能持续多久还不清楚。在库尔的研究中，婴儿至少可以在最后一堂课后保留2周听汉语的能力，但在这之后就没有再进行测试了。

144. 什么时候开始第二语言最好？

　　困扰家长和语言学家的一个关键问题是孩子是否应该先掌握一种语言，然后再开始学习第二种。家长们害怕孩子可能会混淆这两种语言，或者在学习新语言的时候会落在同龄人后面。华盛顿加劳德特大学的劳拉·安派提图在她的职业生涯中研究了婴儿是如何学习语言的。她甚至花了一些时间试图教黑猩猩学习手语。

　　她的研究表明，这种担心是没有根据的。她调查了一些从小在法语和英语或法语和手语双语环境中诞生的孩子，比较了他们达到语言里程碑的时间，例如说第一个字或词串的句子，和那些只学一种语言的孩子们达到同样里程碑的年龄。双语儿童可在相同的年龄达到这些里程碑，尽管他们每种语言所花的时间只有一半。

　　"越来越多的研究表明，学习两种语言和学习一种语言一样自然，并且，只要有适当的学习环境，大多数孩子可以以单语儿童一样的速度，和单语儿童一样的学习方法学习两种语言。"加拿大蒙特利尔麦吉尔大学双语专家弗雷德·杰纳西说。

　　另一种说法是"妈妈一种语言爸爸一种语言"，或双语家长在孩子面前坚持一种语言，可以避免他们的孩子混淆。"没有证据表明这是真的，"杰纳西说，"不过，这是个不算糟的方法，因为至少可以保证对每种语言都能有一定的接触。"

　　如果孩子生活在讲一种以上语言的家庭里——或者，他们的妈妈会说一种和居住社会不同的语言——那么孩子可能在出生之前就开始了解这些语言的各个方面了。"语言的开始对于双语孩子，或者一出生就接触不同语言的孩子来说都是非常重要的，"杰纳说，"有很多证据表明，最初的一两年为语言学习奠定了关键的基础。"

那么对于自己是单语但希望自己的孩子能说一种以上语言的家长来说，该怎么办呢？虽然没有证据表明，让这样的孩子接触多一种语言是有害的，但很可能是在浪费时间，因为他们不会有足够的时间和经历来学习新的语言。研究表明，孩子们每天至少需要听一种特定的语言达到30%～50%的时间，才可能不成为单语孩子。

这表明，虽然我的婆婆试图教我们的孩子法语，但她每6个星期左右才教一次，是不大可能教会他们讲流利的法语的。不过这可能有助于使孩子们的耳朵听法语更敏感，或者对以后他们学习法语有所帮助。

为了熟练掌握一门语言，孩子通常需要2～3年来学习。让年幼的孩子在外语环境中学习几个月可能就足以让他们有个良好的基础——尤其是当他们与其他孩子互动的时候。但是杰纳西警告说不要试图让孩子接触太多种语言，比如家长总是从一个国家搬到另一个国家。"如果孩子们接触超过两种或三种语言的时候，可能对语言学习不够深入，甚至是有害的。"他说。

下一个

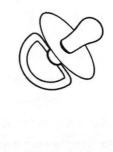

145. 哺乳期的妈妈会怀孕么?

　　母乳喂养的时候你怀孕的机会将大大降低，但也不能保证一定不会怀孕。一些研究表明，如果一个女人哺乳宝宝每天 5 次以上，总共至少 1 个小时，那么她很可能不会怀孕——假设宝宝能很好地胸喂。这个概率在大约 6 个月后，宝宝开始吃辅食时会小幅降低，但如果妈妈继续哺乳，并没有来月经，则仍不太可能怀孕。

　　这种临时的不孕的主要触发机制是哺乳乳头的物理刺激。卵子在卵巢的成熟由一种类似时钟脉冲的激素微妙地控制着。大脑通常会产生促性腺激素释放激素（GnRH），然后导致另一种黄体生成素（LH）产生，这就会造成卵子成熟。这些时钟脉冲是很重要的：促性腺激素释放激素需要每小时都释放一定的剂量，才能诱导黄体生成素分泌出来。哺乳减缓了这些脉冲的释放，如果减缓了太多，那么结果就是暂时不孕。

　　当妈妈停止哺乳时，促性腺激素释放激素的脉冲开始加快，但这个加快的速度因人而异。有些妈妈停止母乳喂养后马上就怀孕了，甚至不需要来一次月经，但对别人来说则可能需要时间重新让这些激素平衡建立起来。尤其是如果你在宝宝 6 个月之内就停止母乳喂养的话。"即使没有母乳喂养，排卵也会被延迟。"美国巴尔的摩约翰·霍普金斯大学彭博公共卫生学院的罗纳德·格雷说。事实上，生孩子后妈妈们的第一次出血并没有伴随卵子的产生。

　　更让人困惑的是，那些慢慢断奶的妈妈们可能会发现，她们的月经虽然恢复了，但她们并不排卵，依然保持暂时不孕。这是因为，促性腺激素释放激素脉冲虽然有足够的频率开始让卵巢产生激素，导致子宫内膜增厚，但信号还不够强，不能生成成熟卵子。如果没有卵子排出来，这些激素会随之下降，所以即使没有一个排卵周期，也会产生月经。

146. 女人有了孩子后会更容易受孕么?

育儿论坛上充斥着各种八卦传闻，据说有了孩子以后，妈妈们变得特别容易受孕。类似的谣言也有和流产相关的，有很多人声称：她们的医生说，流产后她们更有可能受孕，因为她们的激素水平更利于受孕。

出人意料的是，没有研究支持或反对这种女人怀过孩子以后更容易受孕的观点。虽然有人说在流产或怀孕后黄体酮激素水平更高，使她们更容易受孕，但并没有已经发表的证据表明这是事实。

黄体酮是一种在怀孕期间和月经周期中特定时间内大量产生的激素。它会导致子宫内膜增厚，在理论上有助于受精卵植入。事实上，一些研究人员正在将黄体酮试验用于生育治疗，以提高受孕成功率。然而，"孕激素在流产后保持在足够高的浓度不太可能有增加受孕概率的效果。" 负责实验的瑞典乌普萨拉大学医院生殖内分泌专家安内·埃弗斯说。流产后，子宫内膜会和正常月经期间一样脱落，然后再以同样的方式增厚。更重要的是，在月经周期的错误时间里产生高水平黄体酮激素实际上可能会妨碍受精卵着床。

另一种可能性是，以前的妊娠可能会改善与生育力降低相关的身体条件。例如，"在怀孕期间激素水平的变化可能导致子宫内膜异位症——子宫内膜细胞在别处生长——的消除，而子宫的生长也可能导致子宫疤痕组织溶解（由以前的感染或手术造成的）。"佐治亚州亚特兰大埃默里大学医学院生殖内分泌和生育专家凯乐·凯伦说。有些怀孕前月经不调的妇女有了一个孩子后，月经周期变得更加有规律。然而，这样的变化从未进行过系统的研究，并不太可能影响大部分女性。"我不知道有任何真正的证据证明生育后生育能力会提高或激素会变化。"凯伦说。

147. 我上一次很容易就怀孕了，为什么现在很难？

虽然有些女人第一次尝试就怀孕了，但也有的虽然第一胎很快就怀上了，却很难怀上第二胎。这种"继发性不孕"可能很难让人接受，特别是如果身边的亲朋好友都在不断询问第一个孩子什么时候会有个弟弟妹妹。

根据美国不孕不育协会的调查，因为不孕不育而寻求帮助的夫妻中大约30%已经有了至少一个孩子，继发性不孕似乎在逐年上升——从美国 1995 年每年约 180 万例，到 2006 年达到近 300 万例。尽管如此，很少有研究调查继发性不孕的原因，因为人们一般认为他们不孕的原因与那些从未有过孩子的夫妻一样。

有一些已知的机制会导致生育以后怀孕的可能性降低。最明显的是母乳喂养，至少在前 6 个月，大大降低了排卵和怀孕的机会。即使你的月经恢复了，也不一定意味着你正在排卵，因为促进卵子产生的激素可能需要一段时间，来重新找回平衡（见"145. 母乳的时候会怀孕么?"）。

如果身体没有得到足够的能量来供给需要，排卵也可能被延迟。费城宾夕法尼亚大学克劳迪娅·瓦莱基亚最近测量了在阿根廷多巴的 70 名母乳喂养的妈妈的激素水平，发现生完孩子以后不育的平均时间为 4.3 个月。进一步的分析显示，进食后胰岛素的水平在最初几个月是很低的。这可能是女性的能量供应紧张的信号，因为身体在怀孕和分娩后需要大量的能量来恢复。

胰岛素也有助于卵巢产生生殖激素，例如雌激素和孕激素，因此它可能会影响女人的生育能力。在那些多巴妇女们恢复排卵之前，她们经历了胰岛素分泌的激增，往往会增重几千克。"能量平衡对所有年龄女人的生殖能力都会产生深远的影响，所以，如果你想在怀孕后多减重几千克，则可能会影响你再次受孕的机会。" 瓦莱基亚说。过重的体重也可能会干扰你的身体对胰岛素的回应，而且四处奔波忙里忙外的职业压力也可能会进一步削弱你的生育能力。

少数女性怀孕会影响甲状腺功能，造成一些所谓的产后甲状腺炎。7% 左右的女性在分娩之后会患病，常见的症状包括脱发、疲倦和抑郁症。虽然所有这些可能都是初为人母的症状，但甲状腺功能会影响你的生育能力，因此需要检查一下。

一些医生认为，那些继发性不孕患者可能是因为一直存在潜在的问题而不能受孕，如多囊卵巢，她们第一次怀孕只是很幸运地躲过了这些问题。怀孕期间子宫肌瘤也有可能生长，因此，如果你有子宫肌瘤，那么它们现在可能加大了对你的生育能力的影响。

然而，继发性不孕的罪魁祸首可能就是衰老。女人的生育能力在35岁以后会急剧下降，所以可能需要较长时间才能怀上。"话虽如此，但之前生育的成功意味着，至少她们曾经能怀孕。所以机制上输卵管是通畅的，子宫功能是完好的，卵子和精子都还不错。"佐治亚州亚特兰大埃默里大学医学院生殖内分泌和生育专家凯伦说。

如果你35岁以上，并一直在尝试受孕达半年以上，则应寻求医生的意见。可以做一些测试以确定你是否在排卵，你的甲状腺激素和胰岛素的水平是否正常。如果你是35岁以下，那么目前的建议是试孕一年后才需要寻求帮助。继发性不孕可能令人不安，但是尝试一两年才受孕是很正常的——无论你第一次怀孕有多快。

148. 为什么有的女人好像只能生儿子?

1995 年 1 月 17 日一场里氏 6.8 级的地震袭击日本神户，造成约 6434 人死亡，更多人受伤，并让数千人无家可归。9 个月后，在这段痛苦的时间里孕育的第一批婴儿诞生了。日本婴儿出生时平均 51.6% 是男孩，而神户地区这一次地震后降至 50.1%。类似的男婴比率降低

的情况在其他灾难过后也很常见——包括 911 事件——而第一次世界
大战、第二次世界大战后发现男婴比率上升。

通常我们怀上儿子或女儿的概率是相等的——就像抛硬币：正面或
反面，那些只有男孩或女孩的家庭只不过恰好是运气问题。事实上，这
枚硬币略微偏重于男孩，全球来讲，大约每 106 名男孩出生的同时有
100 个女孩出生，这个数字在 20 世纪或多或少地上下波动。没有人真
正明白这是为什么（男女比率最终是平衡的，因为男性更可能在童年夭
折），但我们知道，似乎某几个环境因素会影响孩子的性别。

一般而言，男性产生大约 50%"男孩"和 50%"女孩"的精子，
但如果过多暴露在辐射或高水平干扰激素的化学物质下的话——如被添
加到塑料中的邻苯二甲酸盐——最终会更青睐携带 X 染色体的"女孩"
精子。例如，出生在加拿大第一民族部落 Aamjiwnaang 的女孩比男孩
要多一倍，这个部落坐落在安大略省萨尼亚－莱姆顿谷化学复合中心
附近。高浓度的六氯苯（HCB）在当地的土壤里被发现，而邻苯二甲
酸酯也被发现从复合中心放出。

暴露于高浓度化学物质和辐射下固然少见，但这至少表明，改变性
别比例是可能的。最近的研究表明，女人在高压力工作中更容易生下女
儿。不过这个影响很小：女性在低压力职位中 54% 的人生了儿子，而
在高压力的工作中只有 47%。男女比率也似乎和父亲赚多少钱有关，
高薪爸爸稍微更可能生出儿子。

其他研究也发现，男性经理比员工更容易生儿子——做典型男性职
业，如工程工作的男性也类似。也有某些疾病，如多囊卵巢综合征和多
发性硬化症，似乎会导致女人生更多的儿子。

这一切怎么解释呢？从进化的角度来看，当风调雨顺的时候生男孩
更好。他们需要更多的能量去长大成人，但当他们长大后，他们有潜
力产生比女儿更多的子孙（至少在我们祖先的时代是这样的），从而确
保我们基因的传承。在不景气时期，女儿至少对产生一两个子孙有更好

的保证，因为男人对自己的伴侣不太挑剔（或理论上如此）。

极端压力的时候可能会提升激素水平，告诉身体不景气的时期即将来临，然后排出男孩的精子或使男孩胚胎（稍微更脆弱的）不太可能生存。类似激素的因素也可能在日常工作情况下调节性别比例。

也有可能是有的男人或女人体质上更容易生男孩——虽然这仍是一个谜。在一项丹麦的研究中，700030 对夫妇生的 1403021 名子女中，第一胎为男孩的约 51.2%。但夫妻有了更多的孩子后，有趣的现象出现了。那些第一胎和第二胎都是男孩的妈妈们似乎不断地生男孩。那些已经有了三个男孩的夫妻中，第四胎也是男孩的概率为 52.4%，而这个概率在第五胎上升到 54.2%。而有女孩的夫妻则没有这种模式。如此看来，一旦你开始生了男孩，在统计学上你将更可能继续生男孩。

类似的机制可能还会影响到如下情况，那些有很多兄弟的男人更可能有儿子，而那些有很多姐妹的女人则往往有女儿。英国纽卡斯尔大学的科里·盖里特利，分析了 927 个可以追溯到 1600 年信息的含有来自欧洲和北美的 556387 个人的家谱后发现了这一趋势。而且，这似乎只会影响到男人，而和一个女人是否有很多姐妹无关。盖里特利提出，有一些还没有发现的基因可以影响携带 X 和 Y 染色体的精子比例，这意味着假设所有男人都携带有同等数量的 X 和 Y 精子是不真实的。

年龄和容貌也有关系。一些研究发现，你的年纪越大，就越不可能生儿子。最近的一项研究发现，成为家长的年轻人家庭中 53% 有儿子，而如果父母超过 40 岁，儿子的比例只有 35%。伦敦经济学院的聪金泽达追踪研究了英国国家儿童发展研究的 17419 名英国出生的儿童人口数据，通过他们的生活数据进行分析后，得到上述结论。这种效果似乎在高龄产妇中特别明显。聪金泽达计算，女人每长大一岁，她的第一个孩子是男孩的概率就下降 1.2%。与上文不一致，卵子质量是个明显的原因：也许较多的男性胚胎比女性胚胎在发生轻微突变的状况下生存力更低。

不管是什么机制，聪金泽达认为进化论可以很好地解释年长的父母易得女儿。一旦有了孩子，除了让女儿健康长大之外，很少有家长为了女儿的未来繁衍做太多事情。而另一方面，儿子在传统意义上需要从父母那里获得更多的投资，以确保他们继承到家族的地位和资源。如果他在成人之前父母中哪一位过世了，那么他是不太可能强大到足以保卫家族的财富和资源的。如果女孩成为孤儿虽然也是一种危险的境地，但她还是可能找到一个丈夫照顾她（此处我们是从进化而不是从现代社会的情况来理解）。因此，父母年纪大了容易有女孩还是可以理解的。

我的一个有两个十几岁女儿的朋友提供了另外一种解释。"妈妈们需要年龄和很多经验来教导青春期的女孩，所以最好让她们尽可能晚出生。"她说。

聪金泽达还发现，长相好看的父母在统计学上也比长相略差的父母更容易生女儿。在研究中，让7岁孩子的老师来评价他们为"长相很好"、"长相好"、"一般"、"较差"或"很差"。当这些孩子长大后，那些被评价为"长相很好"的孩子中生儿子的比例为50%，与之相比，其他评价组别生儿子的比例为52%。

同样，聪金泽达也用演化来解释原因。虽然外表美貌对于男女来说都很重要，但对女性尤为重要。男人喜欢同有吸引力的女人交配，无论是一夜情还是长期的配偶关系，而女人在寻求长期配偶的时候会更关注财富和地位等其他特性。

重要的是，所有这些研究中，对性别比例的影响很小，这意味着还是有很多长相难看的企业高管的年轻妻子会生女儿，而压力超大的、年纪大了的超级名模也会生儿子。不过这还是很值得回味的。人们了解得越多，生男生女纯粹只是概率上的假设就似乎越不正确。

149. 我如何才能影响宝宝的性别？

　　保证生男孩或女孩的唯一方法是进行临床试管婴儿性别选择（这在大多数国家是非法的）。但也可能有几个"自然"的方法可以稍微打破性别平衡。

　　所有的宝宝都携带两个性染色体（一个来自母亲，一个来自父亲），这决定了他们的性别。男孩携带一个 X 染色体和一个 Y 染色体，而女孩携带两个 X 染色体。由于所有的卵子都携带 X 染色体，父亲的精子就决定了宝宝的性别。男性通常会产生大致相等数量的携带 X 染色体和携带 Y 染色体的精子，所以在很大程度上生男生女是碰运气的结果。

　　但这并不是说，外部因素没有任何影响。最有名的影响宝宝性别的方法是 Shettles 方法，这种方法的前提是 X 染色体比 Y 染色体大而且重，所以女孩"精子"可能会游得慢。出于这个原因，想要男孩的夫妻应当尽量靠近排卵期同房，这样男孩精子可能会打败女孩精子。然而，女孩精子更顽强，可以在比较恶劣的生殖道环境中存活下来。所以，Shettles 建议想要女孩的夫妇应该在排卵前两到三天同房，让精子们花更多的时间呆在阴道的酸性环境中。

　　有几项研究测试 Shettles 方法，但都没能证实这种方法的有效性。一个关键问题是，夫妻尝试怀孕时很少只同房一次，而且要找到准确的排卵时间也是很困难的。你可能顶多增加生男孩或女孩概率的几个百分点，离百分百还很远。另外，如果你在限制的日子里同房，那么你能怀孕的可能性就不大了。

　　另一种常见的说法是，女人孕前的饮食会影响婴儿的性别。一项对 740 名的孕妇的调查发现，那些怀孕前食用高能量饮食的准妈妈中56%怀的男生，而那些食用低热量饮食的准妈妈们只有 46%怀了男孩。

　　一种可能性是，食用高热量食物的女人通常有较高的血糖，这更有利于男孩的生存——试管受精诊所已经发现了类似情况。那些在第一次和第二次怀孕之间体重增长的妈妈们似乎也更容易在第二次怀孕生男孩，而如果患有神经性厌食症的话，似乎更容易生女儿。

　　从进化的角度来看这是在情理之中的。儿子需要更多的能量来生长，出生的时候也更大一些。如果营养不良的话，他们也不太容易存活，而且小个子的男人缺乏对潜在配偶的吸引力。所以在富裕的时候，生儿子更好，因为如果他们存活下来，就会拥有产生更多子孙的潜力。但是，当食物短缺时，强壮的女儿可能是更好的选择。

　　女人饮食中矿物质的含量也具有类似的效果。一些研究表明，那些饮食中含有丰富的盐和钾（比如香蕉和菠菜等食物）的女性更容易生男孩，而吃含有大量的钙（牛奶和乳制品）和镁（坚果、种子和黑巧克力）的更可能生女孩，虽然具体原因还不清楚。

　　你也可以尝试将这些方法组合使用。在最近的一项研究中，21 名想生女孩的妈妈们用排卵试纸进行测试，她们被告知要在排卵前两天停止同房。她们还在怀孕前的 9 个星期里多吃富含钙、镁、低钠的食物。这些妈妈们有 16 个都生下了女儿，似乎表明该方法可行，虽然在这个研究中妈妈的数量有些少，这可能意味着只是简单凭借运气而已。其他的研究已经发现这没有效果。

　　即使这些方法在群体水平上有用，也不能保证对你管用——他们可能只是稍微打破平衡而已。所以，从个体来讲，你可以尽量去尝试，但是最后生男生女都开心就好了。

150. 双胞胎遗传么？

有些人觉得两个相同的宝宝总会有特殊的心灵感情，比如一个能感受到另一个的恐惧。但是，如果你因为没有其他家人是双胞胎就觉得自己也不会生出双胞胎来，那你应该多想想。

世上有两种类型的双胞胎：同卵双胞胎约占所有双胞胎的 1/3，异卵双胞胎，占 2/3。虽然异卵双胞胎似乎在一定程度上是遗传的，但同卵双胞胎（这是由一个胚胎受精分裂后造成的）似乎是完全随机的事件。

实际上同卵双胞胎也不完全相同。虽然他们开始时具有相同的基因，但在后来的多次细胞分裂中基因会发生突变，这就解释了为什么有时双胞胎中的一个患有一种遗传性疾病，但另一个却没有。在子宫内的胚胎植入的地点也可以影响双胞胎得到多少血液和毒素，这可能会导致生长的差异。

异卵双胞似乎在母亲的家庭中遗传，所以如果你的妈妈或你的姐妹生了双胞胎，那么你比普通女人多两倍的可能性生出双胞胎——可能是因为有一些遗传因素导致每个月有多个卵子释放。生出异卵双胞胎的概率也随着年龄而成四倍的增长，因为卵子库开始萎缩，身体产生更多的激素刺激卵巢释放卵子。

虽然同卵双胞胎的数量在全世界范围比较一致，但异卵孪生的概率差别很大——大概是因为遗传因素的作用。在尼日利亚，大约每 11 个新生儿中就有 1 对双胞胎，而在日本则是约 250 个新生儿中才有 1 对，在欧洲和美国，这个数量大约是每 1000 个新生儿中有 20 对。

怀孕中 150 件需要科学对待的小事 · 第六日译丛

宝宝

同卵双胞胎似乎在试管婴儿中更常见，即使只有一个胚胎植入子宫。这可能与进行试管婴儿的方式或者胚胎植入的物理过程有关。最近一项研究显示，如果在非常早期的胚胎上有结构问题的话，则同卵双胞胎更可能形成。

这在我的一个同事妮拉身上发生了。她已经有一个做试管婴儿得到的孩子，并希望通过植入剩余胚胎再生一个孩子。她看到了被植入之前解冻的胚胎照片，4 周后又扫描了一次，发现已经有两个胚胎并排躺在她的子宫里了。试想一下，和你的双胞胎兄弟姐妹一起看自己以前的照片，而那时你们还只是一个人，而不是两个人，是多么奇妙的事啊。

书在版编目（ＣＩＰ）数据

怀孕中150件需要科学对待的小事 ／（英）琳达·格迪斯著 ；圆儿译.
长沙 ：湖南科学技术出版社，2017.7
（果壳阅读·第六日译丛）
ISBN 978-7-5357-9214-3

Ⅰ. ①怀… Ⅱ. ①琳… ②圆… Ⅲ. ①妊娠期－妇幼保健－普及
物 Ⅳ. ①R715.3-49

中国版本图书馆 CIP 数据核字(2017)第 048072 号

AIYUNZHONG 150JIAN XUYAO KEXUE DUIDAI DE XIAOSHI

孕中 150 件需要科学对待的小事

　者：[英]琳达·格迪斯
　者：圆儿
王编辑：孙桂均　吴　炜　李　蓓
版发行：湖南科学技术出版社
　址：长沙市湘雅路 276 号
　　　http://www.hnstp.com
南科学技术出版社天猫旗舰店网址：
　　　http://hnkjcbs.tmall.com
购联系：本社直销科 0731-84375808
　刷：湖南省汇昌印务有限公司
　　　（印装质量问题请直接与本厂联系）
　址：长沙市开福区东风路福乐巷 45 号
　编：410003
　次：2017 年 7 月第 1 版第 1 次
　本：880mm×1230mm　1/32
　张：9
　数：200000
　号：978-7-5357-9214-3
　价：38.00 元